人を守り、自分を守る
緊急事態対応マニュアル

誰でもできる

監修 帝京大学ちば総合医療センター救命救急センター長・教授
医学博士
森脇龍太郎

編集 国際医療福祉大学医学部准教授
医学博士
川岸久太郎

一般社団法人全国救急救命士教育施設協議会理事
国際医療福祉専門学校特別顧問
救急救命学修士
増茂 誠二

晴れ書房

執筆者一覧

■執筆者(五十音順)

国際医療福祉専門学校副校長・救急救命学科長
救急救命士
石塚 光宣

学校法人阿弥陀寺教育学園理事長
国際医療福祉専門学校学校長
宇野 弘之

市原市消防局警防救急課長補佐・救急救命士
大園 雄一

国際医療福祉大学医学部准教授・医学博士
川岸 久太郎

国際医療福祉専門学校救急救命学科主任
救急救命士
鈴木 久嗣

さくら総合発達支援センターホープ管理者
国際医療福祉専門学校非常勤講師・看護師
塚本 淳智

公益財団法人市原市体育協会副理事長
常澄 忠男

獨協医科大学看護学部助産学専攻科准教授
国際医療福祉専門学校非常勤講師
助産師・看護師・救急救命学修士

中川　朝美

なかむら医院院長・医学博士

中村　眞人

市川市消防局南消防署行徳出張所長
救急救命学修士

林　　智貴

国際医療福祉専門学校理学療法学科長
一般社団法人千葉県理学療法士会理事
理学療法士

藤川　孝彦

一般社団法人全国救急救命士教育施設協議会理事
国際医療福祉専門学校特別顧問
救急救命学修士

増茂　誠二

アール歯科クリニック院長・医学博士

馬橋　敏紀

帝京大学ちば総合医療センター
救命救急センター長・教授・医学博士

森脇　龍太郎

■制作協力

阿弥陀寺副住職
宇野 弘宣

鎗田興業株式会社代表取締役社長
鎗田 重男

有限会社京葉ジェット代表取締役社長
赤坂 祝男

有限会社スペック自動ドア代表取締役社長
八巻　勉

国士舘大学アメリカンフットボール部総監督
石川 雄一

辰巳ヶ丘町会長
濱中 弘光

増茂後援会婦人部長
佐藤 カツミ

高滝救友会

宮原 誠一	青木 良光	篠宮 秋吉	奈良輪 雄彦
平田 稔	渡辺 進	東平 照	小宮 仁
森宮 隆雄	戸谷 吉一	林 司郎	島野 直正
鈴木 恒雄	嶋野 完行	遠山 一雄	齋藤 末雄
鈴木 嘉一	平田 保子	東平 芳江	鈴木 かおり
門脇 隆夫	佐久間 浩一		

はじめに

　もし，みなさんの目の前で交通事故が発生したり，人が倒れて意識がなかったら，まず何をしますか……。いきなり駆け寄りますか？　救急車を要請しますか？　それとも，その場に立ちすくみ，身動きができなくなってしまいますか？

　本書は，目の前で人が倒れ，心臓や呼吸が停止してしまったような緊急事態や，病気で容態が急変したり，大きなけがや大量の出血をしている場合の対処法についてわかりやすく解説しました。

　また，大地震などの災害が発生したときなどは，すぐに人を助ける行動に移れるために適切な知識や手技が必要になります。さらに，災害時に避難所生活を余儀なくされた場合は，避難所内での急性疾患や突然の分娩などもあり得ることなどから，本書は救急医や専門家の指導のもと，子どもから高齢者まですべての人にわかりやすい内容を心がけました。

自分自身を含む大切な家族を守り，住民同士がお互いに「思いやりと慈しむ心（共助の心）」をもつ社会をつくり，誰もが自信と勇気をもって，倒れている人や助けを求めている人に手を差し伸べられるように，本書をご活用いただければ幸いです。

　平成31年3月

責任編集　**増茂　誠二**

もくじ

はじめに ⑤

Part 1
人が倒れていたら—一次救命処置 … *1*

I 突然死を防ぐために *1*
   1. 心臓の異常による突然死 *2*
   2. 脳の異常による突然死 *3*

II 応急手当と救命処置 *4*

III 一次救命処置(BLS)とは *5*
   1. 実際の手技—心肺蘇生法 *6*
   2. AED の使用方法 *15*

IV 窒息時の異物除去法 *19*

V 出血時の対処法(止血法) *22*

VI 人を守り,自分を守る *23*
   1. レスキューガイド® の活用 *23*
   2. 心肺蘇生法の重要性 *24*
   3. レスキューガイド® を用いた
      心肺蘇生法 *26*
   4. レスキューガイド® の防犯・防災
      ブザー機能 *29*

Part 2
命にかかわる主要症状への対処法 … *31*

I 頭 痛 *31*

II 胸 痛 *32*
  1.見逃したら危険！ 心臓の病気 *32*
  2.胸痛を伴う緊急性が高い病気 *36*

III けいれん *38*

IV 熱中症 *40*
  1.熱中症を引き起こす要因 *41*
  2.熱中症の症状と危険度 *45*
  3.熱中症にならないための予防法 *47*
  4.熱中症かなと思ったら *52*

V 精神科救急 *54*
  1.大声を出したり，ひどく暴れたり
   しているとき *54*
  2.ひどく落ち込んだり，悲観的な
   言動がみられるとき *56*
  3.自殺企図がみられるとき *57*

Part 3
事故やけがへの対処法 ……………… *61*

**I 状況評価(傷病者に近づく前〜近づき
ながら実施すること)** *62*

もくじ

Ⅱ 傷病者評価
　（傷病者に対して実施すること）*63*

Ⅲ 応急手当 *69*
　1. ライス（RICE）で復活！ *69*
　2. ライス（RICE）で対処できるけが *75*
　3. 骨折の対処法 *76*
　4. 切断指趾の対処法 *80*
　5. 急激な腰痛の対処法 *81*
　6. 誤飲の対処法 *82*
　7. 交通事故や高所からの
　　転落事故の対処法 *83*
　8. 熱傷（やけど）の対処法 *84*

Part 4
歯科・口腔領域における
緊急性疾患の対処法 ……………… *87*

Ⅰ 歯の外傷 *87*
　1. 歯の破折 *87*
　2. 歯の脱臼 *88*

Ⅱ 歯の周囲組織・顎の骨の損傷
　（骨折を含む）*90*
　1. 口唇・歯肉などの裂創 *91*
　2. 歯槽骨骨折 *92*
　3. 顎の骨の骨折 *93*
　4. その他（異物刺入事故）*94*

Ⅲ 顎関節脱臼 *96*

Ⅳ 脱落歯, 人工歯冠, 義歯などの誤飲 *97*

Part 5
災害発生時 (大地震) の対処法 ……… *101*

Ⅰ 在宅中に突然地震が発生したときの
対応 *102*

Ⅱ 揺れが収まったらすぐに行うこと *103*

Ⅲ 外に出た後の対応
(地震発生10分〜半日後) *105*

Ⅳ 災害時の避難所での
医学的な注意事項 *106*
1. 暑い時期に起こりやすい症状 *107*
2. 寒い時期に起こりやすい症状 *112*
3. 避難所生活で起こりやすい症状 *118*

Ⅴ 災害時の避難所での分娩への対処法 *120*
1. 妊産婦の心理・社会的側面の
理解と援助・支援 *120*
2. 災害現場・避難所内での
お産への対処法 *125*

人が倒れていたら —一次救命処置—

I 突然死を防ぐために

　突然死という言葉をよく耳にすると思います。突然死とは，急に起こった病気によって突然意識を失い，死亡することをいいます。

　原因となる病気はさまざまですが，運動中に限るものではなく，安静時や睡眠中でも突然死は起こります。また，突然死は高齢者に多いものの，若い人に起こることもあり，決して安心できません。突然死の原因の大半は心臓と脳によるものです。

1．心臓の異常による突然死

　心臓の場合は「心室細動」という危険な不整脈が起こってきます。心臓は収縮と拡張を規則正しく繰り返すことで全身のポンプの役割をしていますが，心室細動が起こると，血液を送り出す役割の部屋（心室）は，細かく震えるだけで血液を送り出せなくなります。そのため，脳にいくべき血液も途絶え，数秒から数十秒で失神します。それが数分以上続くと死亡するおそれが高くなります。

　また危険な不整脈には，心室が異常に速く拍動する「心室頻拍」もあり，心室細動に移行して突然死を引き起こすことがあります。こうした危険な不整脈を過去に起こした人や，起こすおそれのある人は，適切な治療を受けることが大切です。一部では，心停止状態になったときに自動的に電気ショックを与えるICD（植え込み型除細動器）による治療も，突然死予防に成果をあげています。

Part 1　人が倒れていたら —— 一次救命処置

2. 脳の異常による突然死

　脳卒中は，脳の血管が詰まったり（脳梗塞），破けて出血したり（脳出血やくも膜下出血）することによって起こります。脳の血管が詰まると，脳に血液がいかなくなり，脳梗塞といわれる状態になります。脳梗塞になると脳の神経細胞に酸素が供給されず，細胞が壊死（死んでしまう）し，脳梗塞の場所によっては，体の一部に力が入らなくなったり，しびれを感じたり，言葉がうまくしゃべれなくなったり，ものが見えにくくなったりします。脳出血の場合も似たような症状が出てきます。重篤な場合は呼吸や循環が止まり，心肺停止になります。

　また，脳の血管が破けて脳の表面に出血するくも膜下出血も緊急性が高く，症状として，「バットで殴られたような激しい痛み」と言われるくらい強い頭痛におそわれたりすることがあります。くも膜下出血は繰り返して出血することが多く，そのたびに命の危険が増していきます。

- 3 -

脳卒中のおそれや心臓疾患のある人は，日常生活の乱れ，過度の飲酒や喫煙，ストレス，睡眠不足などによって，突然の発症や危険な不整脈が現れる可能性があるので，生活習慣には十分注意してください。

▌II 応急手当と救命処置

　日常生活のなかで，いつ，どこで，突然のけがや病気におそわれるかわかりません。そんなとき，その場に居合わせた市民が手当てすることを応急手当といいます。つまり，応急手当とは，病院に行くまで，あるいは救急車が到着するまでの間に市民が行う悪化防止の方法といえます。

　けがや病気のなかで最も一刻を争う緊急なものは，心臓や呼吸が止まってしまう心肺停止です。病気以外でも，水の事故やのどに餅を詰まらせたり，あるいはけがによる大量の出血などは，手当てをしなければやがては心臓と呼吸が止まっ

Part 1 人が倒れていたら——一次救命処置

てしまいます。

そんな緊急事態に際して人の命を救うために，そばに居合わせた人ができる応急手当のことを救命処置といいます。

III 一次救命処置（BLS）とは

心肺蘇生法やAEDという言葉は耳にしたことがあると思います。

では，一次救命処置とは何でしょうか。

病気やけがなどにより，突然心肺停止状態に陥ってしまったら胸骨圧迫や人工呼吸を行いますよね。これを心肺蘇生法といいます。

心肺蘇生法に加え，2004年（平成16年）から一般市民も使うことができるようになったAEDは，

A：Automated　（自動化された）

E：External　　（体外式の）

D：Defibrillator（除細動器）

の頭文字をとったもので，電気ショックによって心臓の動きを元に戻そうとする器械です。この心肺蘇生法やAEDの使

- 5 -

用に加え，窒息などによる異物除去や止血法などの緊急時の対応をまとめたものを一次救命処置，または英語でBLS（Basic Life Support）と呼んでいます。

1. 実際の手技—心肺蘇生法

(1) 安全確認

　　人を助けるためには，自らの安全が確保できていることが大前提です。

　　傷病者に近寄る前に，必ず自分自身や周囲の安全確認を行ってください。

(2) 反応（意識）の確認

　　安全が確保できたら，傷病者に近づき肩を叩きながら
「大丈夫ですか？」
「わかりますか？」
などと呼びかけましょう。目を開けたり声を出したり，目的のある仕草があれば反応があるといえます。

Part1 人が倒れていたら――一次救命処置

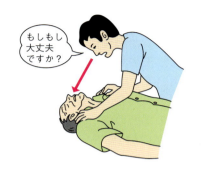

▲ 反応(意識)の確認

(3) 応援要請

　反応がない場合は，すぐに周囲に応援要請をしてください。
「誰か来てください，人が倒れています！」
などと大声で叫びましょう。周囲の人が駆けつけてくれたら，
「119番通報をお願いします」
「AEDを持ってきてください」
「たくさんの人を呼んできてください」
と，しっかりと頼みましょう。
　心肺蘇生法は，しっかりと2分間行

えば，疲労で胸骨圧迫の質を保てなく
なります。そこで，交代要員として多
くの救助者が必要になるのです。

　仮に，その場所に誰もいなくても，
落ち着いてください。119番通報して消
防の通信員に今の状況を伝えてくださ
い。その場所の住所が言えなくても，
ある程度の目標を伝えれば，場所を
特定して駆けつけてくれます。救急車
が到着するまでは通信員の指示に従う
とともに，私たちが開発した**レスキュ
ーガイド®(詳細は後述)** の音声に合わ
せて心肺蘇生法を行ってください。

(4) 呼吸の確認

　一般市民にとっては，呼吸の観察が
心肺停止の判断の重要な基準になりま
す。10秒以内で胸やお腹の動きを見て，
正常な呼吸があるかないかを判断しま
す。心臓が停止すれば呼吸は停止しま
す。したがって，呼吸停止は心肺停止
の判断となります。また，心臓が停止
した直後，死戦期呼吸という顎をしゃ
くりあげるような呼吸がみられること

Part1 人が倒れていたら──一次救命処置

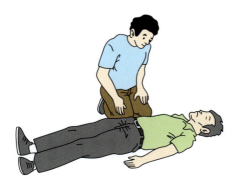

▲ 正常な呼吸があるかどうかを観察

がありますが，これは正常な呼吸ではありません。この場合，躊躇（ちゅうちょ）せずにすぐに胸骨圧迫を開始しましょう。

(5) 胸骨圧迫

　正常な呼吸がなかったら，直ちに胸骨圧迫を行います。

　胸骨とは，胸の真ん中の首から下のほうへ伸びる平らな骨です。その骨の下半分が胸骨圧迫で押す場所です。この場所に，右左どちらでも構わないので，手のひらの根元（手掌基部）を置き，もう片方の手を重ね合わせてしっ

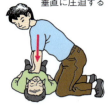
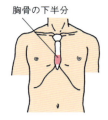

▲ **胸骨圧迫と圧迫点の目安**

かりと圧迫します。

押す深さは，ガイドラインでは「約5cmで，6cmを超えない」となっていますが，一般市民の場合，多くは5cmに満たないという報告があるので，強くしっかりと圧迫しましょう。

> ≫ **ポイント** ≫
>
> レスキューガイドのリズムは，1分間に110回です。このテンポ（リズム）に合わせ，音声ガイダンスのサポートを受けながら，自信をもってしっかりと圧迫しましょう。

Part1 人が倒れていたら——一次救命処置

　圧迫のリズムは、ガイドラインでは「100回〜120回」とあります。これもかなり速いテンポです。「強く・速く」を念頭において、しっかりと圧迫しましょう。

　小児の胸骨圧迫も大人と同じ手順で行いますが、両手または体格によっては片手で、胸の厚さの1/3が沈み込

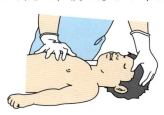

▲**小児に対する胸骨圧迫**

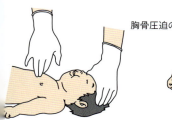
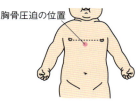

胸骨圧迫の位置

▲**幼児に対する胸骨圧迫とその位置**

むように圧迫します。圧迫する位置は成人と同じで，胸骨の下半分です。

　胸骨圧迫は，おそるおそる行っても有効な効果は得られません。迷わず，「強く・速く」しっかりと圧迫しましょう。救急隊に引き継ぐまでか，または傷病者が動き出すまで継続することが重要です。

(6) 胸骨圧迫を交代するとき

　胸骨圧迫はかなりの体力を要します。熟練した医師や救急救命士でさえ2分間続けると，疲労により胸骨圧迫の質が低下します。

　つまり，胸骨圧迫では必ず交代要員が必要になりますが，このとき重要なのは胸骨圧迫の深さやリズムが変わることがないように継続することです。交代するときは素早く，できるかぎり中断時間がないようにすることも重要です。

(7) 心肺蘇生法と人工呼吸

　人工呼吸を行える人は，積極的に行

Part1 人が倒れていたら——一次救命処置

ってください。一方，できない人や自信のない人，何らかの理由によりためらう人は，人工呼吸を省略して胸骨圧迫に専念してください。最新の研究では，胸骨圧迫のみでも蘇生率は同じであることが知られるようになってきています。

人工呼吸を行う場合は，胸骨圧迫を30回続けたら，その後気道確保（あご先を持ち上げる：頭部後屈あご先挙上法）をして人工呼吸を2回行います。

具体的には，あご先を上げ気道確保を行い，大きく口を開けて，空気が抜けないように鼻をつまみ，胸が軽く膨らむ程度に1秒かけて2回吹き込みます。たくさん吹き込むことは逆に害になるおそれがあるので，あくまでも人工呼吸は胸が軽く膨らむ程度にとどめます。このとき，胸骨圧迫が一時的に中断されることになりますが，この中断時間は10秒以内というのが医学的にきわめて重要です。

なお，感染防護具がないことや感染が気になり，口対口人工呼吸をためら

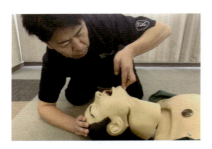
▲ 頭部後屈あご先挙上法

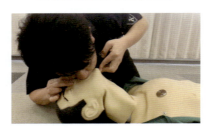
▲ 口対口人工呼吸

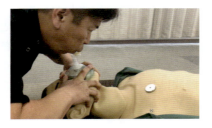
▲ ポケットマスク人工呼吸

Part1 人が倒れていたら ― 一次救命処置

う人が多いと思いますが、人工呼吸による感染の危険性はきわめて低いと言われています。

2．AEDの使用方法

　心肺停止には、電気ショックの適応となる「心室細動」と呼ばれる、心臓がけいれんしているような不整脈が出現する場合があります。そのためAEDが電気ショックの適応か適応でないかを判断し、電気ショックが必要かどうかを教えてくれます。
　AEDにより電気ショックを行うことで、心室細動（心臓が震えている状

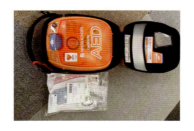

▲ AEDの例

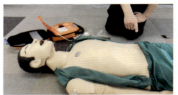

▲ AEDを自分と傷病者の近くに置いて電源を入れ、胸をはだける

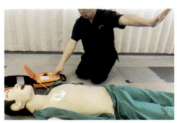

▲ 電極パッドを装着後、音声メッセージに従う。電気ショックが必要な場合は、皆が離れていることを確認してショックボタンを押す

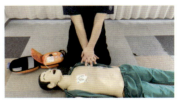

▲ 電気ショックが不要の場合は、直ちに胸骨圧迫を開始する

▲ AEDの使用手順

Part1 人が倒れていたら——一次救命処置

態）を止めて正しい心臓のリズムに戻します。

AEDは，医療機関はもちろんのこと，公共施設や大型スーパー，最近ではコンビニなど多くの場所に設置してあります。

AEDが届いたら，すぐに自分と傷病者の体の近くに置きましょう。これは操作しやすくするためです。そして，下記の手順で実施しましょう。

①あわてずに電源を入れます。電源を入れるとすべて音声で誘導してくれます（レスキューガイドを使用しているときでもAEDの音声ガイドに従ってください）。

②AEDの電極パッドを貼るため，傷病者の衣服を取り除き胸をはだけます。

→この作業も，胸骨圧迫の中断時間は10秒以内で行ってください。

③胸の右上（右の鎖骨の下部分）と左の乳頭よりさらに斜め左下側に，しっかり密着させます。電極パッドと肌の間に空気が入っていると

- 17 -

✚ ミニ知識　AED 使用上の注意点

①万が一，AED が作動しないときは，心肺蘇生法を続けるとともに，新たに，近場にある AED を持ってきてくれるように依頼してください。

②傷病者の胸が水で濡れていると電極パッドがしっかり貼れないだけでなく，電気が体表の水を伝って流れてしまい，電気ショックの効果が低下するので，必ず乾いたタオルや布でしっかりと拭き取りましょう。

③貼り薬（硝酸薬や鎮痛薬など）が貼ってある場合は，取り除いて薬剤などをよく拭き取ってから電極パッドを貼りましょう。

④ペースメーカーや医療器具が埋め込まれている場合は，胸に硬いこぶのような出っ張りがあるので，それを避けて電極パッドを貼り付けましょう。

⑤ネックレスなどの貴金属は，通電効果が低下するので外しましょう。簡単に外せないときは電極パッドから 2 〜 3cm 以上離すようにしましょう。

Part1 人が倒れていたら――一次救命処置

電気がうまく伝わりません。

④電極パッドから伸びている差し込み用ソケットをAED本体に差し込みます。

⑤電気ショックが必要な不整脈があるかどうかをAEDが自動的に解析しますので，音声ガイドが流れたら胸骨圧迫は中断し，周囲の人が誰も傷病者に触れていないことを確認してください。

⑥解析の結果，電気ショックの必要があるときは，「ショックが必要です」とアナウンスが流れます。

⑦傷病者に誰も触れていないことを再度確認して，点灯するショックボタンを押してください。

⑧一方，「ショックが不要です」とアナウンスが出た場合は，すぐに胸骨圧迫を開始しましょう。

Ⅳ 窒息時の異物除去法

まずは，窒息していることに気づくこ

とが重要です。苦しそうな表情で声が出せない状況であれば，何よりも早く119番通報をしてください。

通報後，背部叩打法により背中を強く叩いてください。または，腹部突き上げ法でお腹を強く突き上げてください。ただし，腹部突き上げ法は妊娠している人や極度な肥満者には行いません。乳児に対しても行ってはいけません。

異物が取れたら問題はありませんが，細かいものが気管に残っていたり，腹部突き上げ法を実施した場合は，腹部の内臓をいためる可能性があるので，取れた後に必ず病院を受診してください。また，窒息した人がぐったりして反応がなくなった場合は，寝かせて直ちに心肺蘇生法を開始します。心肺蘇生法を行っているとき，まれに異物が出てくる場合があります。そのときは取り除きましょう。このときも異物除去に気をとられて，心肺蘇生法が長く中断するようなことがないようにしてください。

Part 1 人が倒れていたら——一次救命処置

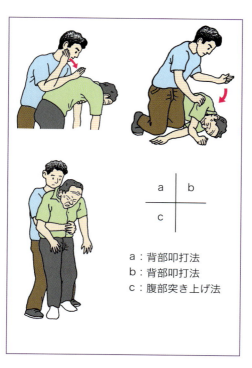

a：背部叩打法
b：背部叩打法
c：腹部突き上げ法

▲ 背部叩打法と腹部突き上げ法

Ⅴ 出血時の対処法（止血法）

　交通事故などの不慮の事故により大量出血している場合，命にかかわることがあります。その場合は，一刻も早い止血が必要になります。例えば，腕が大出血していた場合は，清潔なガーゼやハンカチやタオルなどにより傷口をしっかりと圧迫してください（直接圧迫止血法）。このとき，出血している人の血液からの感染防止策として，救助者はビニール手袋やショッピングの際のビニール袋（レ

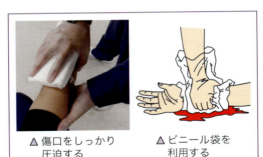

△ 傷口をしっかり圧迫する　　△ ビニール袋を利用する

▲ 直接圧迫止血法

Part1 人が倒れていたら――一次救命処置

ジ袋）などを利用して操作するなど，直接血液に触れないように感染防御に努めてください。

VI 人を守り，自分を守る

1．レスキューガイド® の活用

　私たち研究グループは2011年（平成23年）に，突然の心肺停止が発生したときでも音声ガイドに従うことで心肺蘇生法の手技を指示する音声誘導器「レスキューボイス®」（E. R. V.®）を開発し，世界に向け一歩を踏み出しました。

　このレスキューボイス® (E. R. V.®：Emergency Rescue Voice®) は，医療従事者をはじめ多くの市民に愛用されてきました。

　今回，私たちは「人を守り，自分を守る」という新たなコンセプトのもと，心肺蘇生法の音声ガイドに加え，災害時に自分の居場所を知らせる手段として，また増え続ける凶悪犯罪から身を守るた

めの護身機能として，「防犯・防災ブザー」を同時に装備した「レスキューガイド®（Rescue Guide®）」を開発しました。従来どおりの心肺蘇生法の誘導はもちろん，市民にとって，予想できない緊急事態における必携のアイテムとなっています。

2. 心肺蘇生法の重要性

人が倒れ，心臓が正常に機能しない場合，できるだけ早く心肺蘇生法を実施しなければ蘇生率（救命できる確率）が低下することが知られています。

さらに，近年，救命の鍵となるAEDの重要性が改めて認識され，できるだけ早いAEDによる電気ショックの実施が推奨されています。このため，現在ではほとんどの公共機関や駅，学校，コンビニなど，人々が集まる多くの場所でAEDが備え付けられています。

このように，胸骨圧迫やAEDなど1秒でも早い対処をすれば蘇生率は上がります。早い胸骨圧迫とAEDによる電気ショ

Part1 人が倒れていたら——一次救命処置

ックの実施，そして迅速な医療機関への搬送などの救命の連鎖が適切に行われて人は救われます。

しかし，心肺蘇生法の講習を受講して3か月が経つと，残念ながら大半の人がその手順を忘れているという研究報告があります。

細かな手順を忘れたり，多少間違っていても，胸骨圧迫をすることの重要性は変わりません。しかし，できれば正しい手順で実施することで，より心肺蘇生法を確実なものにすることが重要です。

こんなとき，重要な心肺蘇生法の補助としてレスキューガイドが力を発揮してくれます。手順を1つずつ知らせてくれるとともに，心肺蘇生法で最も重要である速さをリズム音で知らせ，深く胸骨圧迫することの重要性も強調しているので，質を重視した切れ目のない音声誘導が行えます。

3．レスキューガイド® を用いた心肺蘇生法

　レスキューガイドを活用するためには，まず心肺蘇生法の講習を受講することが重要です。

　レスキューガイドは心肺蘇生法の講習を修了した人が，スムーズ，かつ質の高い心肺蘇生法ができるように，長年にわたり研究を重ねてきたキーホルダー型音声誘導機器です。

　緊急時はどんな人でもあわててしまうことは言うまでもありません。

　しかし，一度でもトレーニングをした人は，手技の流れをなんとなく覚えているものです。そのうろ覚えの手技を音声誘導により質の高い確実なものに変えるのがレスキューガイドの大きな役割なのです。

　このレスキューガイドは，心肺蘇生法の世界的なガイドラインである「心肺停止の傷病者にはできるだけ早く胸骨圧迫を開始したい」という医学的な根拠に基

Part1 人が倒れていたら――一次救命処置

づき，短く，かつ絶対的に必要な言葉以外はすべてカットし，最短時間で胸骨圧迫を開始できるようにしています。

また，緊急時だけでなく心肺蘇生法の講習を受講した直後から，有事の際のトレーニングキッドとしても活用できます。

従来の音声誘導器と大きく異なるところは「音」です。従来のものと比べ社会的雑音にも十分対応できるように，80デシベル(dB)以上の大きさで，理解しやすい高水準の音声で誘導します。胸骨圧迫はリズムと深さが蘇生の鍵となりますが，音声誘導では110回のリズムをとる「歩調音」と深さの維持を図るために，数分おきに「しっかり押せていますか」など，質を維持するための音声誘導を行っています。

胸骨圧迫を行う位置は，レスキューガイド自体が人の上半身の形をしており，ハート形のライトが点滅することで，医学的に正しい胸骨圧迫の位置とタイミングを知らせています。

もう1つの大きな特徴は，「人を救うためにした行為」に対し，突然の心肺停

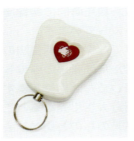
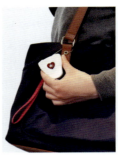

▲ レスキューガイド®
(写真提供：NISSHA)

止という心的ストレスをも考えて，精神衛生上「その社会的貢献を称える」音声も含めていることです。

　救急車が到着するまで全国平均で約8分と言われていますが，救急隊に引き継いだら終わりということではありません。勇気をもって手を差し伸べた人への「心のケア」も重要です。このため，音声ガイドの終了後に「人命救助にご協力いただき，ありがとうございました」という感謝の音声が流れるようになっています。

Part 1 人が倒れていたら――一次救命処置

4. レスキューガイド®の 防犯・防災ブザー機能

　レスキューガイドには，「自分を守る」という新たなコンセプトのもと，新しく防犯・防災ブザーの機能を備え付けました。防犯ブザーとしては周波数などが基準を満たしており，大きな音で自分の危険を周りに知らせることができます。

　また，防災ブザーとしては災害により脱出不能になってしまった際などに，救助隊に大音量で自分の居場所を知らせるとともに，周囲の被災者に自分の存在を知らせることができるので，災害時に大声で叫んだりする必要がなく，救助を待っている間の体力の消耗防止にも役立ちます。

　このように，心肺蘇生法と防犯・防災ブザーを兼ね備えたレスキューガイドは，まさに「人を守り・自分を守る」キーホルダー型緊急用アイテムです。

▶レスキューガイドについてのお問い合わせ・お申し込みは，下記へご連絡ください。

NISSHA株式会社　東京支社

〒141-0032
東京都品川区大崎 2-11-1
　　　　　　　　（大崎ウィズタワー22階）
TEL：03-6756-7500 (代表)
コールセンター：0120-248-506
FAX：03-6756-7525

命にかかわる主要症状への対処法

I 頭痛

　今までに味わったことがないような激しい頭痛であったり，手足に力が入らなかったり，言葉をうまくしゃべることができなくなった場合は，きわめて緊急性が高い脳卒中の場合があります

　この場合は，すぐに119番通報します。しかし，それほどの頭痛ではない場合は，深刻な事態であることに気づきにくく病院での受診が遅れることがあるので注意が必要です。脳卒中の場合，病院での治療は，脳梗塞では詰まった血管を開通させるための薬の投与，くも膜下出血では破裂した動脈瘤からの再出血を予防する

ための緊急手術などで，まさに時間との
闘いになります。特に脳梗塞では，血栓
溶解療法（血管に詰まった血栓を薬で溶
かす治療）ができるのは発症から4時間
半までで，検査の時間も必要ですから，
できるだけ早く病院へ行かないと治療の
機会を失ってしまいます。

　軽く頭部が上がるような負担のかから
ない楽な姿勢で救急車の到着を待ちなが
ら，意識や呼吸の有無を観察し，万が一，
呼吸がなくなるようなことがあれば心肺
蘇生法を直ちに行いましょう。

▌II 胸　痛

1．見逃したら危険！　心臓の病気

　心臓病というと，何だかとても恐ろし
い病気のイメージです。近年増加しつづ
けているのは，生活習慣病の1つである
虚血性心疾患で，代表的なものは狭心症
と心筋梗塞です。これらの病気は，心臓
の筋肉を養っている冠動脈が細くなった

Part2 命にかかわる主要症状への対処法

り詰まったりして，心臓の働きに異常が生じて発症します。

原因は，高血圧，糖尿病，脂質異常症などの生活習慣病（いわゆるメタボ），加齢，運動不足，喫煙，ストレスなどです。虚血性心疾患は恐ろしい病気ですが，生活習慣などの原因を改善すれば予防できる病気なのです。

前述のとおり，狭心症と心筋梗塞は，心臓に必要な酸素や栄養を運んでいる冠動脈が細くなったり詰まったりして起こる病気です。狭心症は血流が一時的に途絶えるだけですが，心筋梗塞は心臓の筋肉が完全に壊死するまで血流が途絶える病気です。症状は，みぞおちからのど元までの前胸部にわたる圧迫感や締めつけられるような強い胸痛で，痛みは胸だけに限らず肩や腕，あごなどにも広がっていく場合があります。

(1) 狭心症

診断には，症状を訴えるときの胸を触る手の仕草がいちばんヒントになります。もし，2〜3本の指で「ここが

痛い」と言ったら，狭心症ではないことが多いです。狭心症の症状は，指で示せるような狭い範囲ではなく，手のひら全体で前胸部を広くさするような仕草で示すことが多く，特に冷や汗を伴う場合は迷わず救急車を要請しましょう。

　冠動脈が細くなっている労作性狭心症では，同じ条件で症状が出やすい特徴があります。例えば，駅の階段を登ると必ず胸が重くなる，胃もたれや胸やけ様の症状が出る，左肩が重くなる，左あごや左側の歯が痛くなるなど，再現性のある症状が出やすく，症状の持続時間は数分以内に治まることが多いです。

　また，冠動脈がけいれんして細くなり狭心症を起こす場合もあります。一般的に，異型狭心症・安静時狭心症ともいい，夜中や早朝などの安静時に起こりやすく，アルコールやストレスや脱水なども原因になります。

　いずれにせよ，前胸部を手のひらでさするような仕草で胸の違和感を感じ

Part 2 命にかかわる主要症状への対処法

たら，念のため病院を受診したほうが
よいでしょう。

(2) 心筋梗塞

狭心症と異なり，冠動脈が完全に詰
まっており，冷や汗が出て血圧も低下
します。前胸部を手のひらでさするよ
うな症状があったら，必ず病院を受診
してください。

心筋梗塞の場合は，救急車が来るま
での8分間の対応が大切です。心臓突
然死で最も多いのが，心筋梗塞の発作
から心室細動という状態に陥る場合で
す。その場に居合わせた人は，直ちに
救急車を要請することはもちろんのこ
と，心肺蘇生法を行うために周囲に応
援要請をしましょう。合い言葉は，"救
急車・AED・たくさんの人"です。

救急車を待っている間は，本人が楽
な姿勢をとらせることが大切です。首
元を毛布やタオルケットなどで軽く覆
い，「心配ないから」と声をかけ，不安
感を取り除きます。水を与えたり，無
理に吐かせたりしてはいけません。意

識や呼吸，脈拍を観察し，呼吸や脈拍が停止したら直ちに胸骨圧迫を開始し，AEDを装着して音声ガイダンスに従って対処してください。周囲の人と協力しながら，胸骨圧迫は救急車が到着するまで続けます。

2．胸痛を伴う緊急性が高い病気

(1) 急性大動脈解離

　非常に緊急性が高い病気です。強い胸痛や背中の痛みが突然発症します。心臓から出る太い大動脈壁が内外に裂けることで強烈な痛みが生じ，裂けたところに血液が流れ込み，本来の血管を圧迫します。

　症状は，何かで突き刺されるような激痛が生じ，血管が裂ける方向に痛みが移動します。血管の裂け方によっては，大動脈から枝分かれする血管に血流障害が起こり，その結果，急に足に血液がいかなくなったり，腕に血液がいかなくなったりなどの症状が一時的あるいは継続的に出現します。

Part 2 命にかかわる主要症状への対処法

　急性大動脈解離で心臓近くの大動脈に解離が起こる A 型は，きわめて死亡率が高い病気です。経験したことがないような強い痛みのときは，迷わず救急車を要請しましょう。また，日常生活においてしばしば胸痛や背部痛がある場合は，直ちに循環器内科か心臓血管外科を受診してください。

(2) 肺血栓塞栓症

　下肢や骨盤内の静脈にあった血栓（血の塊）が流れて心臓の肺動脈まで運ばれ，肺動脈が突然詰まる病気です。さまざまな原因で肺血栓塞栓症は起こりますが，この病気は以前，飛行機のエコノミークラス症候群として話題になりました。簡単に言うと，狭い場所で長時間，足の筋肉の運動をしないことにより血液の流れが悪くなって血栓ができ，その血栓が肺に流れて肺血栓塞栓症になるのです。

　最近では災害発生時に，車の中で寝泊まりして発症し死亡しています。突然息苦しくなったり胸痛が出現したり

- 37 -

して発症します。

その他の胸痛が出現する病気には，心筋炎，心膜炎，気胸，心臓神経症，肺炎，肺化膿症，胸膜炎，肺結核，肋間神経痛，帯状疱疹などが挙げられます。胸痛をきたす病気には非常に緊急性が高いものがあるので，自己診断することなく症状があれば必ず病院を受診しましょう。

▌Ⅲ けいれん

けいれんを起こしている最中は，けがをしないように安全確保や気道確保が重要です。けいれんの対処で，歯を噛みしめることへの予防策として，口の中に割り箸を入れたりハンカチを入れたりすると，窒息の原因となることがあるので避けてください。けいれんが治まったら反応を見てください。反応がない場合は呼吸を確認し，必要であれば心肺蘇生法を行いましょう。また，意識はないものの呼吸がある場合は，嘔吐の危険性などが

Part 2 命にかかわる主要症状への対処法

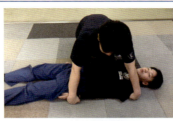

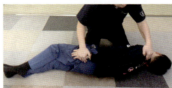

①傷病者の肩と腰を持ち手前に引き起こす

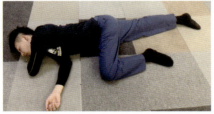

②傷病者の両肘を曲げ，上になっている手を顔の下に入れる。上の足の膝を約90度曲げる

▲ 回復体位

考えられるため，回復体位（横向きの安定姿勢で気道確保）にして救急車の到着を待ちましょう。このとき横向きの姿勢を安定させるために，上になっている膝を約90度曲げて前方に出してください。

Ⅳ 熱中症

夏によく聞く「熱中症」は，過去には炎天下で運動したときのように，直接体に熱が加わるような環境で起こると考えられてきましたが，現在では高温の室内で発症することも多く，「暑熱環境における身体適応の障害によって起こる状態の総称」と定義されています（日本救急医学会：熱中症診療ガイドライン2015）。

一般的には「夏頃」起こるといった認識がされているように，やはり7月と8月に特に集中していますが，暑さに慣れる前の梅雨の晴れ間や梅雨明けの蒸し暑くなり始める頃から，涼しくなり始める9月の終わり頃までも，救急搬送されることがあります。

Part 2 命にかかわる主要症状への対処法

1. 熱中症を引き起こす要因

熱中症を引き起こす要因としては，「環境・からだ（身体）・行動」の3つが考えられます。

(1) 環境要因

気温や湿度，強い日差し，風がなく急に熱くなった屋外やエアコンのない部屋などで多く発生し，体内にこもった熱をうまく放散（熱を体外へ逃がすこと）できなくなって，体温が著しく上昇してしまいます。

(2) 身体的要因

乳幼児や高齢者（65歳以上），肥満，糖尿病などの持病，二日酔いや寝不足などの体調不良などが影響します。

■乳幼児：新陳代謝が活発なため体温が高く，体温調節機能が未熟なため外気温の影響を受けやすく急激に体温が上昇してしまうことがあります。

- 41 -

▼ 熱中症の予防対策 （日常生活・運動）

危険度	WBGT	気温(参考)	生活
危 険	31℃以上	35℃以上	・高齢者は安静 ・外出を避け，涼しい場所に移動
厳重警戒	28〜31℃	31〜35℃	・外出時は炎天下を避ける ・室内では室温の上昇に注意する
警 戒	25〜28℃	28〜31℃	・運動や激しい作業時は定期的に休憩を取る
注 意	21〜25℃	24〜28℃	・激しい運動や重労働時には注意が必要
安 全	21℃未満	24℃未満	

■高齢者：年齢を重ねるごとに体内の水分量が減少し，暑さ・寒さに対する感覚や体温調節機能が低下して基礎疾患を有することも多くなるため，高齢者は室内でも熱中症になりやすくなります。

Part 2 命にかかわる主要症状への対処法

運　動	労　働
・運動は原則中止	・安静
・激しい運動は中止	・軽い手作業 ・手や腕の作業 ・腕と足の作業 　など
・積極的に休息	・継続した頭と腕の作業 ・腕と胴体の作業 ・中くらいの重さの材料を断続的に持つ作業など
・積極的に水分補給	・強度の腕と胴体の作業
・ほぼ安全 （適宜水分補給）	・最大速度の速さでとても激しい作業

（日本生気象学会：日常生活における熱中症予防指針．Ver.3
　日本スポーツ協会：熱中症予防運動指針．
　厚生労働省：熱中症の予防対策におけるWBGTの活用について．
　をもとに作成）

■**疾　病**：糖尿病は尿に糖が漏れ出す
　　　　　ことにより，水分量も失わ
　　　　　れます。腎臓疾患は塩分を
　　　　　制限されていることが多く，
　　　　　塩分が不足しがちになりま
　　　　　す。その他，高血圧，心疾
　　　　　患，精神・神経科の薬を飲

> ≫ ミニ知識 ≫
>
> **■暑さ指数（WBGT：Wet Bulb Globe Temperature）**
>
> WBGTは熱中症を予防することを目的につくられた指標で，①湿度，②熱環境（日射，輻射），③気温の3つを取り入れたものです。単位は摂氏度（℃）で表しますが，その値は気温とは異なります。暑さ指数（WBGT）が28℃（厳重警戒）を超えると熱中症が著しく増加します。
>
> （環境省：熱中症予防情報サイトより）

んでいる人は，利尿促進や体温調節を阻害する作用のある薬を飲んでいることもあるので，医師に相談してください。

(3) 行動要因

激しい運動や慣れない運動，長時間の屋外での作業，水分補給ができない環境などは，熱中症が発症しやすい環境といえます。

- 44 -

Part 2 命にかかわる主要症状への対処法

■**運 動** : 学校の部活でいえば，運動に慣れていない1年生や運動習慣のない人が，急に運動したり強度の高い運動を行った場合，また急激な気温の上昇も注意が必要です。

■**労 働** : 屋内外にかかわらず，一般の環境に比べると高温多湿な場所での作業が多く，休憩が取りづらく，長時間にわたり作業することが多い場合は注意が必要です。また，安全保護具などの着用によって熱が放散されず，こもってしまう場合も熱中症を生じやすいといえます。

2．熱中症の症状と危険度

(1) Ⅰ度熱中症

その場の応急処置で対処できるレベル（軽症：熱けいれん，熱失神）です。

〔症状〕

- 顔のほてり，めまい，立ちくらみ，

- 45 -

生あくび

→体内に熱がこもると熱を放散させるために血管が広がります。血管が広がると血圧が下がり，本来，脳にいくべき血液が脳に届かなくなり，めまいや失神などの症状が現れます。

- 大量の発汗
- 筋肉痛，筋肉のけいれん

→こむら返りや筋肉がピクピクとけいれんしたり硬くなったりすることがあります。

→大量に汗をかくことにより，体内の塩分（ナトリウム）が必要以上に足りなくなることが原因です。

(2) II度熱中症

病院での治療が必要なレベル（中等症：熱疲労）です。

〔症状〕

- 身体がだるい（倦怠感），頭痛，吐き気・嘔吐，虚脱感
- 集中力や判断力の低下

Part 2 命にかかわる主要症状への対処法

(3) Ⅲ度熱中症

入院または集中治療が必要なレベル（重症：熱射病）です。

〔症状〕

- 体温の異常な上昇，皮膚の乾き（汗が出なくなる），けいれん
- せん妄：注意力の低下，時間・場所・人に対する認識の低下，支離滅裂な言動など
- 手足の運動障害：千鳥足のような歩き方，物を取ろうとしても手が届かないなど
- 意識障害：呼びかけや叩くなどの刺激に対して反応がなくなる

3．熱中症にならないための予防法

熱中症は誰にでも起こる危険性がありますが，適切な予防法によって熱中症を防ぐことができます。

(1) 体づくり

■水分補給：のどが渇かなくてもこま

- 47 -

めに水分を摂りましょう。スポーツドリンクや市販の経口補水液など，塩分や糖分を含む飲料は水分の吸収がスムーズで塩分の補給にもつながります。

■**塩分補給**：日常の食事で程よい塩分を摂り，大量に汗をかく時期は特に気をつけて塩分を摂りましょう。
ただし，医師から水分や塩分の制限をされている場合は医師に相談してください。

■**運　動**：熱中症は梅雨前後から症状が出てきますが，梅雨の前後はまだ体が暑さに慣れていないため，暑さに慣れる（暑熱順化）ことで，暑さに負けない体をつくることができます。暑熱順化は，運動開始の数日後から2週間程度で完成すると言われている

ので，汗をかかないような季節から準備しておくとよいでしょう。

運動習慣のない人も，通勤・通学時に階段を利用したり普段より速足で歩いてみるなど，日常的にできる適度な運動で新陳代謝を高め，汗をかく機会を増やして夏の暑さに負けない体をつくっておきましょう。

■その他 ：十分な睡眠は翌日の熱中症予防には効果的です。上手にエアコンを使って睡眠環境を整えましょう。飲酒は体内の水分量を減らすので，過度な飲酒は避けましょう。

(2) 高齢者

高齢者は体内水分量が減少し，体温調節機能が低下するため，汗をかきづらく，のどの渇きも感じづらくなるの

で特に注意が必要です。次のことに注意して熱中症を予防しましょう。

- のどが渇かなくてもこまめに水分補給をしましょう。
- 部屋の温度をこまめに測り，室温は28℃前後を保ちましょう。
- 1日1回汗をかくような運動（作業）をしましょう。

(3) 子ども

思春期前の子どもは体温調節機能が未発達なため，未熟な汗腺を補うために皮膚の血流量を増やして熱を放散させますが，環境温度が皮膚温度よりも高くなると，深部体温（体の内部の温度）が上昇し，熱中症のリスクが急増するので，保護者や指導者は次のことに十分に注意してください。

- 顔色や汗の量に注意しましょう。
  →顔が赤い，普段よりも汗を多くかいている場合は，深部体温が上昇していることが考えられます。
- 適切な飲水行動を学習させましょう。
  →のどの渇きに応じて，適度な飲水

Part 2 命にかかわる主要症状への対処法

ができる（自由飲水）能力を身につけさせましょう。

- 日頃から適度に外遊びをさせて，暑さに慣れさせましょう。
- 環境に応じた衣服の着脱を身につけさせましょう。

(4) 生活環境

- 気温や湿度に気を配り，日差しをさえぎる工夫や風通しをよくしましょう。
- エアコンや扇風機を使って室温を適切に保ちましょう。
  →過度な節電や我慢は禁物です。エアコンの設定温度は室温が28℃を超えないように調節をしましょう。
- 衣服は通気性がよく，吸湿性・速乾性に優れた素材のものを選びましょう。
- 屋外にいるときは帽子や日傘で直射日光を避け，日陰を選ぶなどして日差しを避けましょう。
- 水分（飲み物）を持ち歩き，気づいたときには水分が摂れるようにしま

しょう。

- 屋外で活動する場合は，暑さ指数（WBGT）を参考にして，こまめに休憩をとり，無理な運動や作業は控えましょう。

4．熱中症かなと思ったら

　暑熱環境のなかで顔がほてったり，めまいや立ちくらみなどの症状が現れたら，熱中症を疑って次のことに注意してください。

①涼しい場所に移動しましょう。

　室内ではエアコンの効いている部屋へ，屋外であれば日陰でなるべく風通しのよい場所へ移動してください。

②体を冷やしましょう。

　衣服をゆるめて熱を放散させます。次に，保冷剤などで首の周りや脇の下，太ももの付け根（そ径部）を冷やします。これらの場所には太い血管があり，その血管を通る血液が冷やされることで冷えた血液が深部体温を下げる効果が期待できます。

Part 2 命にかかわる主要症状への対処法

■熱中症予防情報掲載サイト■

1. 環境省：熱中症予防情報サイト「熱中症の予防方法と対処方法」
   →http://www. wbgt. env. go. jp/doc_prevention. php
2. 厚生労働省：職場における熱中症予防対策（平成30年度版）
   →https://www. mhlw. go. jp/file/06-Seisakujouhou-11200000-Roudoukijunkyoku/manual. pdf
3. 日本生気象学会：日常生活における熱中症予防指針
   →http://seikishou. jp/pdf/news/shishin. pdf
4. 日本スポーツ協会：熱中症予防指針
   →https://www. japan-sports. or. jp/medicine/heatstroke/tabid922. html
5. 厚生労働省：熱中症の予防対策におけるWBGTの活用について
   →https://www. mhlw. go. jp/bunya/roudoukijun/anzeneisei05/index. html
6. 環境省：熱中症要望情報サイト「熱中症環境保健マニュアル」
   →http://www. wbgt. env. go. jp/heatillness_manual. php

③水分と塩分の補給をしましょう。

　水分が摂れる状態であれば，スポーツドリンクや経口補水液を飲ませま

- 53 -

しょう。

意識がなく自力で飲水できない場合は，肺に入ってしまう（誤嚥）可能性があるので，無理に与えずに救急車を呼んでください。

Ⅴ 精神科救急

1．大声を出したり，ひどく暴れたりしているとき

　このような状態にあることを専門的には精神運動興奮といいます。原因としては，アルコールや覚せい剤や麻薬・ドラッグなどを服用している場合，認知症や統合失調症などの精神疾患にかかっている場合などがあります。いずれにしても患者は幻覚や妄想を体験していて，存在しないものが見えたり聞こえたり，事実とは異なった思い込みをしていることがほとんどです。その結果として何もないところに向かって大声を出したり，何かから逃げるようにして暴れたりといった

Part 2 命にかかわる主要症状への対処法

行動がみられるようになります。このような状態のときには，周りの人が声をかけても理解することはできず，むしろさらに興奮させてしまいます。そのため無理になだめたり，行動をとめようとせず，安全を確認しながら見守ってください。

「精神保健及び精神障害者福祉に関する法律（以下，「精神保健福祉法」）」は，精神障害者の福祉の増進と国民の精神的健康の向上を図ることを目的としています。また，精神保健福祉法第23条は「警察官の通報」について定めており，警察官には自傷他害のおそれのある精神障害者を保護する責任があります。行動がエスカレートして本人が自分や周囲の人を攻撃するような場合は，すぐに警察に連絡しましょう。もし警察に通報することがためらわれたり，緊急性が低いような場合には，地域包括支援センターに相談してみましょう。地域包括支援センターは関係各所と連携しながら，適切に対処してくれるはずです。

２．ひどく落ち込んだり，悲観的な言動がみられるとき

　このような状態にあることを専門的には抑うつ状態といいます。原因としては，喪失体験があった，初期の認知症やせん妄，うつ病や躁うつ病などの精神疾患にかかっている場合などがあります。いずれにしても患者は周囲のことに対して関心が薄れ，感情の起伏も乏しくなり，何もせずに１日を過ごすことが多くなります。しかし，本人としては精いっぱいやっているつもりなので，周りから「もっと頑張れ」「くよくよしないで元気を出しなよ」などと励まされると，これ以上何を頑張ればよいのかという無力感に強く支配されてしまい，結果として自殺を選ぶこともあります。安易に励ましたり，無理に気の利いた言葉をかけようなどとはせず，本人のつらいという気持ちを受け止めてあげるようにしてください。抑うつ状態がひどくなり，何も食べなくなってしまったり，身の回りのことができ

Part 2 命にかかわる主要症状への対処法

なくなり日常生活に支障をきたすように
なったときは，地域包括支援センターに
相談してみましょう。地域包括支援セン
ターは関係各所と連携しながら，適切に
対処してくれるはずです。

3．自殺企図がみられるとき

　何らかの方法で自殺をしようとするこ
とを自殺企図といいます。ここでは大量
服薬（以下，「OD：overdoes」）とリス
トカットについてお話しします。

(1) 大量服薬（OD）

　ODをしようとする人の心理背景と
して，「現実を忘れたい」「楽になりた
い」「死にたい」がよくありますが，
話を聞いてみると「死にたい」という
感情よりも「とにかく今の現実から逃
げたい」といった逃避の感情が強いこ
とに気づきます。そのためODに使用
される薬も，睡眠薬や抗不安薬といっ
た気分がやわらぐものが多くなります。
「今すぐこの現実から逃げたい」という

強い感情からODをしようとするわけですが，実際にはODをしようとするだけの強い感情は長くは続きません。ほとんどの場合，強い感情は数十分程度で収まり，自分でその感情をコントロールすることができるようになるので，少しでもODを思いとどまらせるように時間を引き延ばすことが有効です。

　ODではほとんどの場合，錠剤を服用しますから，処方される薬を散薬（粉ぐすり）にしてもらったり，受診間隔を短くして一度に処方される薬の量を減らしてもらうことも有効です。不幸にしてODに至ってしまった場合は，明らかに意識がはっきりしていて大量に飲み込んだ薬がわかっている場合を除き，無理に吐き出させてはいけません。薬の作用により意識がもうろうとしていて誤嚥してしまったり，吐かせることによって食道や気管をさらに傷つけるおそれがあるからです。ODをした人に対して病院では，胃洗浄という処置が行われることがありますが，

Part 2 命にかかわる主要症状への対処法

この処置は飲み込んでから1時間以内に行うことが望ましいと言われています。ODをしているのを発見し，何を飲み込んだのかわからない場合はすぐに救急車を呼んでください。

(2) リストカット

　リストカットをしようとする人の心理背景として，「自分自身を常に責め続けている」「自分は価値のない人間だ」「生きることがつらい」などが挙げられます。自分が自分でない感覚のことを離人感といいますが，この離人感に支配されると自分という存在を確認するためにリストカットを行うことがあります。リストカットがみられる精神疾患として，境界性パーソナリティ障害や統合失調症，躁うつ病が挙げられますが，境界性パーソナリティ障害と他の疾患では少し状況が異なります。

　境界性パーソナリティ障害の根底にあるのは，「誰かに気にかけてもらいたい」「自分をわかってほしい」という感情であり，リストカットも行動とし

ては過激ですが，実際の傷は命に別状を及ぼすということはほとんどなく，タオルなどで出血部位を圧迫止血するだけで十分です。境界性パーソナリティ障害の人は周りが大騒ぎをして，心配してくれればそれで満足なのです。

　しかし，統合失調症や躁うつ病の人の場合は，本気で死のうとしていることが多く，傷も深く，早急な対処が必要になることが多くなります。

(3) ODやリストカットの対処法

　ODにしてもリストカットにしても自殺企図がある人は，本当に死ぬことを望んでいるのではなく，それをしなければならないくらいつらい状況に追い込まれているという認識をもつことが重要です。ODやリストカットをすることをとがめるのではなく，そのつらさを理解し，寄り添っていくことが必要です。

Part 3 事故やけがへの対処法

　すり傷や打撲・捻挫のような命にかかわらないけがでは，病院到着までに時間がかかっても問題はありません。しかし，命にかかわるようなけがでは，119番通報し，必要な応急手当を実施して救急車で大至急病院に搬送する必要があります。
　このため，けが人（傷病者）への対処では，まず初めに命にかかわるものかどうかを判断する必要があります。
　大まかな流れは状況評価（安全確保を含む）の後，傷病者評価を行うという流れです。傷病者評価も一次救命処置（BLS）にほぼ準じていますが，大きな違いは，出血を見つけて止血を行わなければならないことです。それぞれの具体的な内容を以下に示します。

▌I 状況評価
（傷病者に近づく前〜近づきながら実施すること）

(1) 安全確認

　人を助けるためには，まず自らの安全が確保できていることが大前提です。傷病者に近寄る前に必ず安全確認を行ってください。

(2) 感染防御

　傷病者に出血がある場合などは感染の危険があるため，ビニール手袋やショッピングの際のビニール袋（レジ袋）などを利用して直接血液に触れないように操作するなど，感染防御に努めるべきです **(22頁参照)**。

(3) 傷病者の状況確認

　どのようなけがか，状況を把握します。遠くから見ても傷病者が重症である可能性が高い場合は，接近する前に119番通報することも考慮しましょう。
　さらに事故の状況（どのような事故

Part 3 事故やけがへの対処法

であったか）を把握するとともに，傷病者の人数を確認しましょう。傷病者は常に1人とは限らず，交通事故の場合などは，他の傷病者が遠くに跳ばされていることもあります。

(4) 時刻の把握と119番通報

　　事故の場合は時刻の把握（記録）を行いましょう。事故が発生した時刻やけが人を発見した時刻は治療にとって重要な情報です。しっかりと記憶・記録し，119番通報の際や病院で伝えてください。

　　119番通報の際には，加えて事故の概要や傷病者数，傷病者の年齢・性別や出血の有無，さらに現場の住所または目印になるものなどを伝えます。

▍Ⅱ 傷病者評価（傷病者に対して実施すること）

(1) 自己紹介と救助の承認

　　けが人に近づくときは，
　「救助に来た〇〇です」

と名乗り，けが人を安心させてください。そして，

「大丈夫ですか？」

「助けが必要ですか？」

と問いかけ，救助の同意をもらうとともに意識の確認をしましょう。

(2) 頸椎保護

　脊髄は背骨（脊椎）の中を通る神経で，脳の指令を全身に伝える重要な役割をしています。事故の際に首が大きく屈曲したりすると，障害を受け，不可逆的な脊髄損傷（全身麻痺など）となる可能性があります。

　したがって，傷病者に近づくときは，

「首を動かさないように」

と注意を与えるとともに，顔の見える位置に近づいたら，

「首が動かないように保護します」

と言いながら，両手で頭を保持します。119番通報するなど手を動かす必要がある場合などには，頭の両側にバッグなどを置いてあげると簡易的に頸椎の保護ができます。

Part3 事故やけがへの対処法

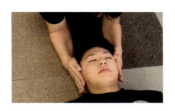

▲ 両手で頭部を支える

(3) 反応の確認と気道の評価

呼びかけに対して応えられれば気道は保たれており、呼吸もできているはずです。しかし、呼びかけに対して反応がない場合や応えられない状況のときは命にかかわる状態である可能性が高いため、すぐに119番通報するとと

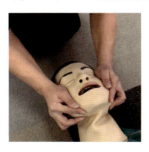

▲ 下顎挙上法

もに気道の評価と気道確保を行いましょう。

　意識がなく気道の評価で吐物や出血が口腔内（口の中）に認められる場合は回復体位（**39頁参照**）にし，それ以外の場合は下顎挙上法を行い気道確保をします。

(4) 呼吸の確認

　呼吸が速すぎる場合，逆にゆっくりすぎる場合は呼吸の異常が考えられます。これも命の危険を示すサインなので，すぐに119番通報しましょう。また，呼吸停止と判断したら，可能であれば人工呼吸を実施しましょう。

(5) 循環の確認

　けがの場合，出血が続くと全身に酸素やエネルギーが送れなくなり，命にかかわる状態となります。このため，出血している場所を見つけ，その部位を清潔なタオルやガーゼを用いて圧迫することで止血を行います。もし，タオルやガーゼが大量の血液を吸って止

Part 3 事故やけがへの対処法

血効果が低下した場合は，タオルやガーゼを交換し，出血が起こっている部位をもう一度確認して強く圧迫しなおしてください。

脈を測れる人は手首の橈骨動脈に触れてみてください。脈が速い場合や弱い場合はショックを疑います。ショックは全身に酸素やエネルギーが送れず，命にかかわる状態であるため，すぐに119番通報する必要があります。

(6) 意識の確認

意識は反応の確認の際に大まかな状態を把握できます。問いかけに正しい反応ができない場合や意識がない場合は，命が危険な状態です。

(7) 体表の観察 （全身の観察）

命にかかわる状態は，呼吸・循環（体表からの出血を含む）・意識の異常などで判断できますが，傷病者のけがの場所でも判断できます。頭部や胸部・腹部〜骨盤の外傷は，その奥に脳や心臓・肺，肝臓・脾臓・腎臓，膀胱

や子宮などの重要な臓器が多いので、体表に出血がなくても、体内で出血していると命にかかわる可能性があります。頭・胸・腹・骨盤にかけて打撲痕があったり、痛がっていたりする場合は命にかかわる危険性があるので、119番通報し、できるだけ早く病院で検査を受ける必要があります。

≫ ミニ知識 ≫

■命にかかわる頭～骨盤の
　代表的な外傷

頭部：頭蓋骨骨折，外傷性の脳出血・
　　　脳挫傷
顔面～頸部：気道の閉塞
胸部：フレイルチェスト（胸壁動揺），
　　　開放性気胸，緊張性気胸，
　　　血胸，心タンポナーデ
腹部：臓器損傷，腹腔内出血
骨盤：骨盤骨折

Part 3 事故やけがへの対処法

Ⅲ 応急手当

PART 3

1. ライス（RICE）で復活！

　スポーツ競技中にけがをしてしまった
ときはどうすればよいでしょう。けがを
したら病院で診てもらいますが，病院で
診察を受けるまでの間に出血や腫れ・
痛みを防ぎ，けがを悪化させない「応急
処置」があります。それが "ライス" で
す。"ライス" といっても "ご飯" をお腹
いっぱい食べることではありません。

(1) けがの応急処置 "RICE" とは

　　ご飯ではない "ライス（RICE）" と
は，以下の応急処置の名称です。

　Rest の R，Ice の I，Compression
の C，Elevation の E，の頭文字をとっ
て R, I, C, E：RICE（ライス）と呼ん
でいます。

・Rest（レスト）
　休ませることです。

- 69 -

- Ice（アイス）
  アイシングともいいます。
- Compression（コンプレッション）
  圧迫という意味です。
- Elevation（エレベーション）
  持ち上げるという意味です。

　このRICEは，打撲や捻挫といったスポーツ競技中によく起こるけがに対処できます。RICE処置を適切に行うと，痛みをやわらげて腫れがひどくなるのを防ぎ，その結果けがの治りが早くなります。重要なのは適切に行うことです。必要以上に冷やしすぎたり，包帯を強く巻きすぎると，逆に悪化させてしまうので注意が必要です。

(2) ライス（RICE）処置の方法

▶ STEP1："R" Rest（安静）

　けがをしたところを安静にします。けがをしたとき，無理をして動かしたり歩いてしまって足部や膝に体重をかけてしまうと，痛めた組織以外にも負担がかかり，その結果痛みがひどくなり，けがが悪化してしまい

Part 3 事故やけがへの対処法

ます。けがをした人を寝かせて，患部を休ませます。とにかく動かさない，体重をかけない配慮が必要です。

►STEP 2 : "I" Ice（冷却）

けがをしたところとその周辺を氷で冷やすこと（アイシング）で，痛みの感覚を鈍くします。氷をあてるとチクチク，ビリビリとしびれるような感覚となり，やがてちょっと触れても何も感じないようになります。ちょっとした麻酔といってもよいかもしれません。靭帯や半月板という場所が傷ついたら，内出血を起こすことも珍しくはありません，内出血による炎症を抑える目的で，患部やその周囲に氷水を用いて冷やしていきます。簡単な方法は，ビニール袋の中に氷を入れて患部にあてるのがよいでしょう。

ドラッグストアなどでは，ライス処置から考案されたグッズを販売しています。昔からある氷のうを工夫したもの，保冷剤に似たゲル状のもの，スプレーで瞬間的に冷やせるも

- 71 -

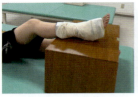
△患部を挙上して安静にする

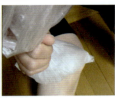
△氷の入ったビニール袋を患部にあてる

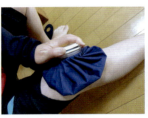
△氷のうタイプ

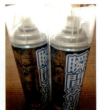
△スプレータイプ

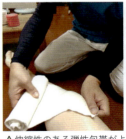
△伸縮性のある弾性包帯がよい

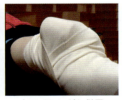
△アイシングと併用

▲ライス（RICE）処置

Part 3 事故やけがへの対処法

▶STEP 3："C" Compression （圧迫）

けがをしたところを圧迫します。

最近では，何はともあれ，"Compression（圧迫）"が優先されるようになっています。そもそも，圧迫することで，内出血の範囲を最小限にすることが重要です。冷却処置と同時に行うこともあります。

患部の腫れが重症になると，痛みが激しくなります。一般の包帯でも構いませんが，可能であれば伸縮性のある弾性包帯がお勧めです。圧迫の前処置としてテーピングなどで患部の皮膚を保護しておきます。

▶STEP 4："E" Elevation （挙上）

けがをしたところを持ち上げます。

患部を自分の心臓より高い位置に持ち上げると重力に逆らうことになるので，患部までの血流が弱まり，結果として内出血を防ぐことになります。

身近にあるクッションや座布団など，

適当な高さのものに患部をのせてお
きます。

> ≫ ミニ知識 ≫
>
> 最近はRICE処置の順番を変えること
> でより効果があるといわれています。
> それは以下のとおりです。
>
> 1．C：Compression（圧迫）
> 　損傷したところは，炎症活動がす
> でに始まっていますが，他の場所に
> 広がらないようにする効果が，圧迫
> 処置にあるといわれています。
> 2．I：Icing（冷却）
> 　圧迫処置で損傷箇所をできるだけ
> 小さくして，その箇所を的確に冷や
> します。
> 3．E：Elevation（挙上）
> 　内出血した血液は，重力の影響で
> 体の上部から下部へと流れます。損
> 傷しているところを挙上すれば，損
> 傷箇所に血液を溜めずにすみます。
> 4．R：Rest（安静）
> 　1．～3．の処置を行っても，動か
> してしまえば炎症は治まりません。
> しっかりと安静処置を行うことが重
> 要です。

Part3 事故やけがへの対処法

今回のライス処置は，あくまでも応急処置です。処置後は速やかに病院を受診してください。

2. ライス（RICE）で対処できるけが

(1) 肉離れ

肉離れは，太ももやふくらはぎの筋肉が急激に引っ張られることで起こります。そのため，筋線維が切れてしまっており，受傷直後にストレッチングを行うとさらに悪化してしまうので行わないように注意が必要です。

受傷直後は早期にライス処置を行い，痛みが消えるまで数日間安静を続けます。痛みが消えてから軽くストレッチングを開始しましょう。

(2) 打 撲

内出血など軽くみえがちですが，ひどいときには痛みで歩けなかったり眠れなくなったりします。

すぐにライス処置を行い，数日間安

静を続けます。痛みが続く場合は病院を受診しましょう。

(3) 捻 挫

　足首や膝などに起こりやすく靭帯が伸びたり切れたりして，骨が剥離している場合もあります。

　ライス処置を行った後，整形外科を受診しましょう。

3．骨折の対処法

　骨折は非常に慎重に取り扱わなければなりません。骨折には非開放性骨折と開放性骨折があります。また，骨が完全に折れているような完全骨折と，ひびなどの不完全骨折に分けることもできます。特に開放性骨折は，神経，血管，筋肉の損傷だけでなく，体内の深い場所にある骨が皮膚を突き破って体の外に飛び出してしまうことから感染症の危険性が高いため，骨折のなかでもきわめて緊急性が高いものです。止血を優先して安静にし，救急車を要請しましょう。

Part 3 事故やけがへの対処法

PART 3

(1) 非開放性骨折の対処法

■冷却

非開放性骨折は激しい痛みとともに腫れが生じます。その痛みと腫れをやわらげるためには，氷のう（ビニール袋に氷を入れても可能）などで冷やすことが大切です。氷のうは直接患部にあてると凍傷などの二次的損傷を引き起こす可能性があるので，タオルなどでくるんで冷やしてください。

■固定

骨折だけでなく，痛めたところは固定する必要があります。特に骨折したところは不安定な状態にあり，ぐらつくことで痛みが悪化したり，新たに神経や血管の損傷が起こりうるため，骨折したところに近い関節を含めて固定し，肩や肘，腕などの場合は，三角巾やスカーフなどで首から吊すなどして，患部をより安定化させて苦痛をやわらげてください。無理に動かしてはいけません。

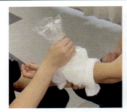
△患部を冷やす

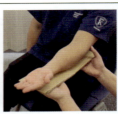
△副木をあてる

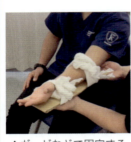
△ガーゼなどで固定する

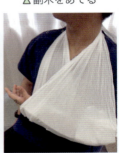
△三角巾で首から吊す

▲ 非開放性骨折

前腕などを骨折した場合は，副木(そえぎ)などを使用して手首の関節から肘関節までをタオルやハンカチなどで，きつくしばりすぎないように注意して動かないように固定してください。固定に使用する副木は，棒や板，雑

誌や新聞紙，段ボールなど身の回りにあるものが利用できます。

(2) 開放性骨折の対処法

前述のとおり，開放性骨折はきわめて緊急性が高いものです。受傷後8時間が「治療のゴールデンアワー」と言われ，治療が遅れると患部の切断も余儀なくされることがあります。

応急手当としては，出血を抑えることと感染防止に努めることです。しかし，骨は細菌の感染に弱いので，出血しているところや骨が飛び出しているところをむやみに触ったり，動かしてはいけません。清潔なガーゼなどで患部を覆い，心臓より高く上げるとともに，患部より心臓に近い関節（太い血管）を圧迫して大量出血を抑え，救急車の到着を待ちましょう。このとき救助する人も，傷病者の血液に直接触れないようにビニール袋（レジ袋）などを利用して，感染防御に努めてください。

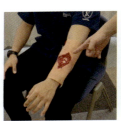
△ 出血を抑え感染に気をつける

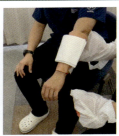
△ 清潔なガーゼなどで患部を覆う

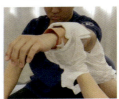
△ 心臓より高く上げ，患部より心臓に近い関節（太い血管）を圧迫する

＊応急手当を行う際は，直接血液に触れないように，感染防御に努める

▲ 開放性骨折

4．切断指趾の対処法

　指や四肢の一部が機械などで切断された場合，手術によりつなぐことができれば再度機能するようになることがありま

Part 3 事故やけがへの対処法

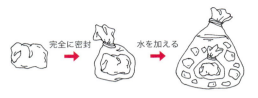
完全に密封　水を加える

▲ 切断指趾の対処法

す。切断事故が起きた場合は，切断された部分を見つけだし，清潔なガーゼや布などでくるみ，さらにビニール袋の中に入れ，しばって密閉します。このビニール袋をさらに氷水の入ったビニール袋に入れ，冷やして傷病者と一緒に病院まで運んでください。切断部分はしっかり圧迫止血してください。

　4℃程度まで冷やされた状態であれば，約8〜12時間程度までは手術が可能です。

5．急激な腰痛の対処法

　ある日突然，ぎっくり腰のような激痛が起き，動けなくなった場合を急性腰痛といいます。
　急性腰痛は，腰の筋肉や椎間関節，椎

間板などに何らかの障害が起こり，周囲の神経が刺激されることにより発症するとされています。

患部の安静が必要になるので，腰を極力動かさず，楽な姿勢で横になりましょう。背中を丸め，腰を捻らないようにするほうが楽かもしれません。腫れや熱感（ほてり）があれば患部を冷やしましょう。

急な腰痛は若い人なら数日間，高齢者でも１週間安静を保つことでだいたいの人は痛みがやわらいできます。長期間の安静やコルセット使用では逆に筋力の低下が起こります。痛みがやわらいできたら少しずつ体を動かすようにしましょう。

数日経っても痛みがとれない，逆に強くなった，足がしびれてきたなど，他の症状もあれば病院を受診しましょう。

6．誤飲の対処法

誤って飲んではいけないものを飲んでしまった場合を誤飲といいます。同じような言葉に誤嚥があります。誤嚥は飲食物や唾液が誤って気管に入ってしまうこ

Part 3 事故やけがへの対処法

とです。

　医薬品や洗剤，乾燥剤などは中毒を起こす原因となります。また，電池などは胃や食道に穴をあけることがあります。自分の判断で吐かせたり牛乳を飲ませたりすることは危険です。吐かせてはいけない成分や牛乳を飲ませることにより悪化するおそれもあるので，119番通報して判断を仰ぎましょう。また，救急車が到着するまでの間は，左の脇腹を下にして寝かせ，胃からさらに奥に入っていかないようにしてください。

7．交通事故や高所からの転落事故の対処法

　この場合，首の骨（頸椎）を痛めている場合があるので，傷病者の頭部が動かないように両手で包み込むように支え，救急車の到着を待ちましょう。また，出血がある場合は，周囲の人に清潔なもの（タオルやハンカチなど）で圧迫止血を頼みましょう。

- 83 -

8. 熱傷（やけど）の対処法

熱傷（やけど）の原因となるものは家庭内にたくさん存在します。例えば，調理器具，ストーブ，熱湯，アイロンなどさまざまです。また，やけどの程度は皮膚の状態と傷の広さで重症度が分かれ，Ⅰ度，Ⅱ度，Ⅲ度の3段階に分類されます。

(1) 熱傷（やけど）の広さを調べる方法

簡単な方法として，やけどをした傷病者の片手の手のひら（閉じた状態）を体の表面積の1％としてやけどをした部分の面積を調べる方法があります。

▼やけどの傷の深さの判断

やけどの深さ	皮膚の状態	症状
Ⅰ度熱傷 （表皮のやけど）	赤くなるのみ	軽い痛み
Ⅱ度熱傷 （真皮のやけど）	水ぶくれ 水ぶくれが破れる	強い痛み
Ⅲ度熱傷 （全層のやけど）	白色で固い，炭化して黒い	痛みなし

Part 3 事故やけがへの対処法

PART 3

(2) 重症のやけど

　Ⅱ度熱傷が体の表面積の30％以上，あるいはⅢ度熱傷が体の表面積の10％以上の場合は，重症のやけどであり専門施設での入院治療が必要になります。また，顔のⅢ度熱傷や鼻毛が焦げていたり，口の中にススが認められたり，声がかすれている場合も重症のやけどで，専門施設での入院治療が必要です。高齢者や乳幼児では，やけどの面積が狭くても重症になる危険性があるので，注意が必要です。

　やけどが重症の場合は，すぐに119番通報し，水道水で冷やしながら救急車を待ちましょう。なお，高齢者や乳幼児・小児の場合は，長時間冷やしていることにより体温の低下（低体温）を起こすことがあるので特に注意が必要です。

(3) 応急処置

　やけどはすぐに水道水などで冷やすことが大切です。痛みが軽くなるだけ

- 85 -

でなく，やけどが悪化することを防ぐこともできます。

① I 度熱傷（やけど）のときは水道水で15分程度冷やします。

② II 度熱傷（やけど）のときは水道水で水ぶくれを破かない程度の強さで冷やします。水ぶくれが破れている場合は，洗面器に水道水を流しながら，やけどの部分を浸すように冷やします。

③衣類が脱げない場合は，無理に脱がさずに衣類の上から水道水で冷やしてください。

④冷やした後は，ガーゼやきれいな（清潔な）タオル，シーツなどでやけどの部分を軽く包んでください。

(4) 注意事項

①市販の軟膏や消毒液などは塗らないでください。

② II 度熱傷以上の重症のやけどの場合は，速やかに病院で処置を受けてください。

Part 4 歯科・口腔領域における緊急性疾患の対処法

I 歯の外傷

原因：転倒，スポーツ，交通事故，殴打などで起こります。

好発部位：前歯で，下顎（下のあご）よりも上顎（上のあご）に多くみられます。

1. 歯の破折

歯の表面や根っこが部分的に折れたりかけたりすることです。

①**症状**：折れた歯の内部から出血があれば「露髄」〔歯の神経（歯髄）が外界と接触してしまっ

た状態）しており，歯髄の治
療も必要です。

②対応：歯だけが折れた場合は，近く
の歯科医院で処置が可能です
が，後述の歯の周囲組織の損
傷や内部の骨が見えている場
合は，病院の口腔外科を受診
してください。

2．歯の脱臼

強い衝撃を受けることによって歯が骨
から離れたり抜けたりすることです。

①症状：歯の不完全脱臼 **（写真a）**
歯の完全脱臼 **（写真a）**
歯の不完全脱臼 （歯の陥入，
写真b）

②対応：ハンカチやティッシュなどで
圧迫止血をします。
抜けた歯は水道水で洗わずに
そのまま生理食塩水や冷たい
牛乳の中に入れて口腔外科の
ある病院を受診してください。
もし，生理食塩水や冷たい牛

Part4 歯科・口腔領域における緊急性疾患の対処法

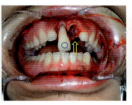
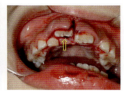

a：歯の不完全脱臼（○）
　　歯の完全脱臼　（⇧）

b：歯の不完全脱臼
　　（歯の陥入）

▲ 歯の脱臼

乳がない場合は，抜けた歯を清潔なガーゼや布，ラップなどで包み，さらにビニール袋の中に入れてしばって密閉します。このビニール袋をさらに氷水の入ったビニール袋に入れ，冷やして持参してくだ

>>> ミニ知識 >>>

■夜間，休日のときは医学部附属病院口腔外科あるいは歯科大学に連絡をして受診してください。
■乳歯の完全脱臼歯は，再植すべきではないとされています。

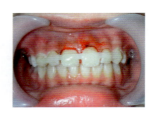

▲ 脱臼歯の再植・歯の固定処置後

さい (81頁参照)。
とにかく歯の乾燥を防ぎ，早く（60分以内）治療を受けてください。歯根周囲の細胞が死滅すると生着（骨とくっつくこと）しにくくなります。接着剤で付けたり歯の根元を触ったりしないでください。

II 歯の周囲組織・顎の骨の損傷 （骨折を含む）

原因：転倒，スポーツ，交通事故，殴打などで起こります。

Part 4 歯科・口腔領域における緊急性疾患の対処法

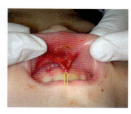 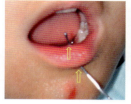

▲口唇（くちびる），歯肉などの裂創

好発部位：前歯で，下顎よりも上顎に多くみられます。ただし，顎の骨の骨折は下顎に多く生じます。

1．口唇・歯肉などの裂創

①**症状**：粘膜が外部からの強い衝撃や圧迫などにより損傷して出血した状態で，歯の破折や脱臼を合併することもあります。

②**対応**：ハンカチやティシュなどで圧迫止血をします。口唇穿通創もあるので，病院の口腔外科を受診してください。

2. 歯槽骨骨折

①**症状**：歯の破折や脱臼を合併することが多く，骨の露出がひどくて噛めないときは入院し，緊急手術が必要となります。

②**対応**：ハンカチやティシュなどで圧迫止血をします。病院の口腔外科を受診してください。

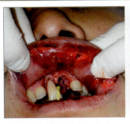

a：歯の脱臼を合併した歯槽骨骨折

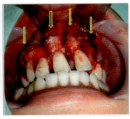

b：広範囲の歯槽骨粉砕骨折

▲ 歯槽骨骨折

Part4 歯科・口腔領域における緊急性疾患の対処法

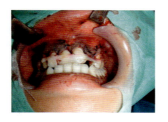

▲ 緊急の整復固定術後

3．顎の骨の骨折

①症状：不完全骨折（噛み合わせのズレがある）と完全骨折があります。

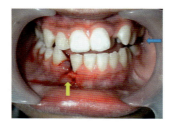

（黄色）：骨折部，（青）：噛み合わせのズレ

▲ 顎骨骨折

②対応：ハンカチやティシュなどで圧
　　　　迫止血をします。病院の口腔
　　　　外科を受診してください。

4．その他（異物刺入事故）

①症状：乳幼児が物をくわえていての
　　　　転倒事故がほとんどです。
②対応：ハンカチやティシュなどで
　　　　圧迫止血をします。刺入した
　　　　（刺さっている）異物は無理に
　　　　抜かずにそのままの状態で脳
　　　　外科・耳鼻科，口腔外科のあ
　　　　る総合病院を受診してくださ
　　　　い。口の中に溜まった唾液や
　　　　血液は吐き出させてください。
　　　　また，受診の際は，刺さって
　　　　いたものが抜けてしまった場
　　　　合は，刺さっていたものを必
　　　　ず持参してください。
＊普段の予防意識が重要です。

Part 4 歯科・口腔領域における緊急性疾患の対処法

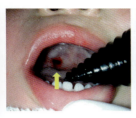
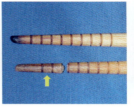

受診の際は，刺さっていた異物と折れていないものも持参する

▲ 異物刺入事故①

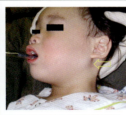
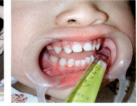

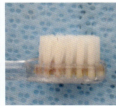

＊木やプラスチックはレントゲンに写りにくいので，CTなどの検査では撮影条件を変えての検査や複数科での診察が必要になる

▲ 異物刺入事故②

III 顎関節脱臼

①**症状**：習慣性顎関節脱臼（脱臼が習慣になったもの）が多いですが，突然発症することもあります。
顎関節脱臼には片側性と両側性があり，閉口困難・開咬（噛んだときに上下の前歯が噛み合わないような状態)，面長顔貌，耳前部陥凹が認められます。

②**対応**：病院の救急外来で，整復処置が不可能なときは，口腔外科のある総合病院を受診してく

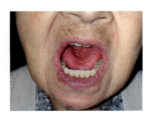

▲ 顎関節脱臼

Part 4 歯科・口腔領域における緊急性疾患の対処法

ださい。

習慣性顎関節脱臼が頻回に起こるときには，脱臼予防の手術も検討します。

IV 脱落歯，人工歯冠，義歯などの誤飲

①**症状**：脱落した歯，人工歯冠，小義歯などを誤って飲み込んでしまった時点で急に咳き込みます。息が苦しいときはすぐ119番通報してください。

＊息ができなくなったら，背部叩打法や腹部突き上げ法を行います（21頁参照）。

②**対応**：誤飲した時刻を記録しておきます。レントゲン検査では，誤飲した物の形や位置の確認が必要になります。樹脂製人工歯冠や破損義歯はレントゲンに写りにくいため，口腔内の状態から口腔外科医が推測

- 97 -

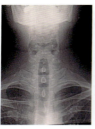
▲ 咽頭・喉頭部レントゲン

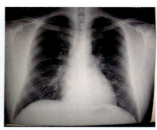
▲ 胸部レントゲン

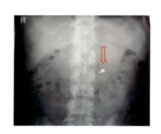

胃より下方に位置している場合は，通常は排便とともに排出される

▲ 腹部レントゲン

する必要があります。
また，内視鏡での摘出術が必要になることもあるので，呼吸器外科・消化器外科・耳鼻

Part4 歯科・口腔領域における緊急性疾患の対処法

科, 口腔外科のある総合病院を受診してください。

①咽頭・喉頭部→②胸部→③腹部の順にレントゲン検査を進めます。咳込みがなくても高齢者の場合は, 咳反射が弱いので検査を受けさせてください。

一般的な「歯が痛い」「歯の周囲が痛い」には, いろいろな原因があり, その原因によって対処法が異なってきます。したがって, 素人判断で行う処置は, 逆に痛みを強くしたり, 治療や治りの邪魔になる可能性もあります。

直ちに歯科を受診できないときは鎮痛剤を内服して, できるだけ早めに歯科を受診してください。

また, 被せものがとれたり, 義歯が壊れたり痛くなったときも, 自分勝手にいじらず (接着剤などの使用も含む), できるだけ早めに処置が受けられるように心がけてください。

なお, 歯と口についての詳細や地震など災害時の避難所生活での口腔ケアの注

意点などについては，以下に示す「日本歯科医師会」のサイトの動画を参考にしてください。

▶関連動画アドレス

　https://www. jda. or. jp/tv/93. html# mouth_care

災害発生時（大地震）の対処法

　2016年（平成28年）に発生し，多くの犠牲者を出した熊本地震をはじめ，東日本大震災，阪神・淡路大震災は，今なお多くの人々の心に傷跡を残しています。

　地震大国である日本では，多くの研究者により，地震を予測する研究調査が進められ，近い将来必ず大地震が発生すると言われています。しかし，今の科学をもってしても，いつどこで発生するかはわからないのです。

　本書では，突然発生した災害に対して，適切かつ迅速な行動がとれるように，きわめて重要な内容だけを列記しました。普段から頭の片隅に置いていただけることを願っています。

Ⅰ 在宅中に突然地震が 発生したときの対応

　地震は誰にも予測することはできません。突然，大きな地震が発生した場合，身動きがとれず，しゃがみこむくらいのことしかできないのが現実ですが，何とか自力で動くことができる場合は，まずは「自身の安全確保」が重要です。

　大地震では，上から物が落ちる，家具が倒れる，さらには家自体が倒壊するなど，自分の身に容赦なく危険がおそいかかります。

　とにかく，とっさの判断により，安全な部屋に移動することや，クッションや本などを有効活用するなどして落下物に備え，揺れが収まるのを待ちましょう。

　倒れそうな家具を押さえ込んだり，いきなり外に飛び出したりするのは，きわめて危険です。外にはガラスの破片や屋根瓦，電線などなど，家の中以上に危険な落下物が多いのです。物が落ちてこない，倒れてこないような安全なスペース

Part5 災害発生時（大地震）の対処法

で，揺れが収まるのを待ちましょう。

II 揺れが収まったらすぐに行うこと

　揺れが収まっても，余震により再び強い揺れが発生すると思ってください。
　すぐに実行することは，
①火災の防止です。火の元を確認してください。このとき，転倒，落下物やガラスの破片などに注意してください。
②脱出路の確保のため，窓や玄関を開放してください。
③家人の安否の確認をしてください。
④水道水が出るか否かを確認します。出るようであれば，水を確保しましょう。
⑤地震発生直後は電話はつながりますが，数分でつながりにくくなります。近い関係の人のみの安否を確認し，用件のみで余分な会話は避け，伝言板やインターネットなどを活用して連絡を取りあいましょう。常に情報

は，ラジオや公共機関の放送を頼りにし，信憑性のないデマなどには惑わされないようにしましょう。

⑥ 万が一，エレベーターなどに取り残された場合は，ひたすら体力の温存に努めることです。地震直後は救助がすぐに駆けつけるとは限らないからです。数日間閉じ込められた例はたくさんあります。複数の人が閉じ込められた場合，全員で協力をしなければなりません。無駄な体力消耗は絶対に避け，落ち着いて，外に気配を感じたらレスキューガイドを鳴らしたり，交代で叫んだりドアを叩くようにしましょう。

≫ ミニ知識 ≫

■災害用伝言ダイヤル・伝言板

親戚などの身内の安否確認には，災害用伝言ダイヤル（171）・災害用伝言板（携帯電話用・web171）を利用しましょう。

Part 5 災害発生時 (大地震) の対処法

PART 5

III 外に出た後の対応
一地震発生10分～半日後

　家や家具の下敷きになった人の救出や消火活動を隣近所で協力して行いましょう。

　隣近所の安否確認は重要です。近隣住民も同じように災害に見舞われています。安否の確認をし，協力しあって，近隣住民の救出・救護にあたりましょう。

　具体的には，

①自主的な消火活動を行う（火災発生時，消防車はすぐには来れません）

②住民で力を合わせ，倒壊家屋や転倒家具の下敷きになっている人を救出する

③けが人の救護のために，応急手当を積極的に行う

などです。

　地震発生後の数日間は，水や食料に加え，電気，ガスなどのライフラインの供給が途絶えます。ライフラインが復旧するまでには数日かかります。日頃から防

- 105 -

災グッズなどはもちろん，この間の生活必需品を準備し，その数日間を自分で乗りきれるようにしておきましょう。

▋IV 災害時の避難所での　医学的な注意事項

　大規模な地震や風水害などの災害が発生した場合にどこの避難所に行くのか，ご家族と話をしていますか。

　大規模な災害が発生し，長い間，避難所生活を強いられた場合に注意しなければならないことについて，一緒に学んでいきましょう。

　災害は，いつ発生するかわかりません。夏の暑い時期や冬の寒い時期では避難所生活も対処方法も変わってきますので，ここでは暑い時期・寒い時期，さらに避難所生活で起こりやすい身体症状に分けて説明します。

Part 5 災害発生時 (大地震) の対処法

PART 5

1. 暑い時期に起こりやすい症状

(1) 熱中症・脱水症状

　熱中症・脱水症状は，体の中の水分バランスが崩れて起こる病気です。避難所生活では，単に飲料水などの水分が不足していること，避難所生活によるストレスやトイレの問題で水分が摂れなくなってしまうことなどで，十分な水分を摂取することが難しくなります。また，体の中の塩分の不足によって，熱中症になることも考えられますので，十分な水分を摂取するとともに，塩分も補うことが重要となります。

■原因

①十分な水分補給ができない。

②飲料水だけでは，体の中の塩分が薄れてしまう。

③体育館などの生活空間では冷房設備がない場所が多く，汗をかきやすい。

④大型扇風機などで送風しても風が十分にいきわたらない。

⑤大勢の人が避難しているため，体育

- 107 -

館内に熱が溜まってしまう。

■注意事項

①のどが渇いていなくても，水分をこ
まめに摂るようにしましょう。

②食事を通して，ほどよく塩分を摂り
ましょう。

③普段から，バランスのよい食事や睡
眠をとり，丈夫な体をつくりましょ
う。普段からの体調管理が重要にな
ってきます。

≫ ミニ知識 ≫

避難所生活では，十分な水分や食事を
摂れないことが多いため，事前の準備
をしっかりしておきましょう（最低
3日分の飲料水や非常食を準備）。

■対処法

①反応（意識）がない場合は，すぐに
119番通報しましょう。

②反応（意識）があっても，自分で水
分などが摂れない場合は，病院を受
診あるいは119番通報しましょう。

③水分を摂っても症状が改善しない場
合も，病院を受診あるいは119番通報

Part 5 災害発生時 (大地震) の対処法

しましょう。

> ≫ ポイント ≫
>
> 小さい子どもや高齢者，妊婦や持病の
> ある人は，症状が重症化しやすいの
> で，熱中症が疑われたら，すぐに病院
> を受診しましょう。

(2) 食中毒

食中毒は，細菌が育ちやすい6月から
9月頃に発症することが多くなります。

食中毒とは，細菌やウイルス，有毒
な物質などに汚染された食べ物を食べ
ることによって起こる病気のことで，
ときには命にもかかわってくる怖い病
気です。

避難所は，環境面および衛生面が決
してよいとはいえません。支援物資の
到着が遅れたり，避難所生活で体力が
落ちている人もいるので，細心の注意
を払う必要があります。

■症状

一般的には下痢，腹痛，発熱および吐
き気・嘔吐などで，食中毒特有の症状

というものがないので，風邪などに間違われることがよくあります。

また，原因によって，食べてから症状が出るまでの時間はさまざまです。

■注意事項

①食べ物を扱うときや食べるときは，しっかり手洗いをしましょう。

②賞味期限をチェックしましょう。

③早めに食べましょう。

④ふきん，まな板，包丁などの調理器具はできるだけ清潔を保ちましょう。

⑤可能であれば低温で保存して，食べるときは十分に加熱しましょう。

■対処法

①下痢や嘔吐によって，脱水症状を起こさないように水分補給をしっかりしましょう。

②吐き気や嘔吐がある場合は，吐きやすいように横向きに寝かせましょう。

→横向きに寝かせるのは，吐いたものがのどに詰まらないようにするためです。

→特に，乳幼児や高齢者の場合，吐いたものが口の中にあるときは，

Part 5 災害発生時(大地震)の対処法

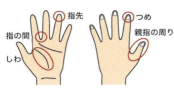

△ 汚れやすいところは意識して洗う

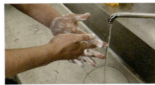

△ 石けんをつけ手のひらと指の間を洗う

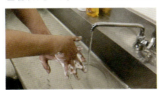

△ 手の甲を洗う

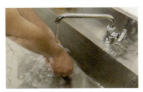

△ 石けんを流水でしっかり洗い流す

▲ 手洗い

ビニール袋などで手を保護して，口の中を確認しながら，取り除いてあげましょう。

③下痢や発熱が続いた場合は，薬を飲みたくなるかもしれませんが，自己判断で薬を飲まずに，病院を受診あるいは119番通報をしましょう。

④血便，激しい嘔吐，呼吸困難，意識障害などの重い症状がみられる場合は，119番通報して，病院を受診しましょう。

2．寒い時期に起こりやすい症状

(1) エコノミークラス症候群
　　（肺血栓塞栓症）

エコノミークラス症候群という言葉を聞いたことはありますか？

一般的には，飛行機のエコノミークラスに乗っていた人が，到着後に「胸の痛み」や「息苦しさ」などを訴え，具合が悪くなったことから，エコノミークラス症候群といわれています。

具体的には，長い時間，同じ姿勢で

Part 5 災害発生時（大地震）の対処法

座ったままでいると，脚の静脈の血が流れにくくなって，膝の裏側あたりの静脈に血の塊（血栓）ができることがあり，立ち上がって歩きはじめたときに血の塊が血液の流れに乗って肺まで流れることで，肺の血管が詰まって症状を起こします。

新潟中越地震や東日本大震災，熊本地震のときに避難所生活を送られた人にも，エコノミークラス症候群を発症した人や発症はしなかったけれど，脚に血の塊ができていたということがわかっています。

避難所生活でエコノミークラス症候群を発症することが多く，「どのようなことが原因で起こるのか」というと，車の中で寝泊まりしていた人や，避難所は大勢の人が避難しているため窮屈な姿勢や同じ姿勢で何日も過ごした場合などに，血の塊ができてしまうためで，注意が必要です。

■症状

いちばん多い症状としては，「息苦しく（呼吸困難）」なり，次に，「胸の痛

- 113 -

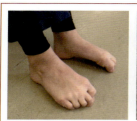
△ 足の指でグーをつくる

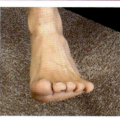
△ 足の指をひらく

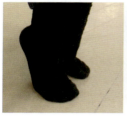
△ 足を上下につま先立ちする

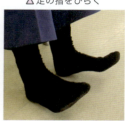
△ つま先を引き上げる

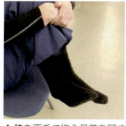
△ 膝を両手で抱え足首を回す

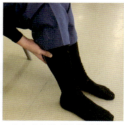
△ ふくらはぎを軽くもむ

▲ 予防のための足の運動

(厚生労働省：エコノミークラス症候群の予防のためにより)

Part 5 災害発生時（大地震）の対処法

PART 5

み」となります。他の症状としては，不安感，失神，動悸，発熱などがあります。

■**予防のポイント**（厚生労働省資料より）

①ときどき軽い体操やストレッチをしましょう。

②十分にこまめに水分を摂りましょう。

③アルコールを控えましょう。できれば禁煙もしましょう。

④ゆったりとした服装をし，ベルトをきつく締めないようにしましょう。

⑤かかとの上げ下ろし運動をしたり，ふくらはぎを軽くもんだりしましょう。

⑥眠るときは，足を上げて寝ましょう。

■**対処法**

エコノミークラス症候群と思われたら，119番通報して，病院を受診しましょう。

(2) **低体温症**

低体温症とは，言葉のとおり，体温が低下することです。医学的にいうと，深部体温が35℃以下に低下した状態で

- 115 -

す。事故や思いがけない事態によって起こる低体温症を偶発性低体温といいます。

東日本大震災では，津波で体が濡れた人たちの間でたくさんの尊い命が失われたことはよく知られており，「偶発性低体温」が原因となっています。また，避難所生活のなかでも，「偶発性低体温」は発症する可能性があるので，十分な注意が必要です。

■低体温症になりやすい人
①高齢者や小児
②栄養不足や疲れている人
③水分不足の人
④糖尿病や脳梗塞など神経の病気がある人
⑤けがをしている人（頭のけがや広範囲のやけどなど）

〔高齢者〕
①年齢を重ねるにしたがって寒さや暑さを感じにくくなっている。
②複数の薬を飲んでいることが多い。薬のなかには，低体温症の危険を高めるものもある。

Part5 災害発生時（大地震）の対処法

- 糖尿病など一部の病気が低体温症になりやすい。

〔小児〕

①体温を調節する体の機能が未発達である。

②子どもの体温は，大人よりも高い場合が多く，汗をかきやすく，汗をかいても着替えをせずにそのまま放置することがある。

■症状

①体のふるえ（シバリング）が生じる。

②皮膚が青白くなってくる。

③寒さを感じにくくなり，不機嫌になったり，眠気を感じてくる。

④昏睡状態になる。

⑤呼吸や心臓の活動が悪くなり，心室細動という不整脈が起こる（非常に重篤な状態になる）。

■予防のポイント

①十分な栄養を摂る。

②寝不足や働きすぎなど，疲労の原因となることをしない。

③適度な運動をする。

■対処法

① 体温を保つために，帽子や手袋を身につける。

② 温かい飲み物を，少しずつ，ゆっくり与える（くず湯，お汁粉，コーンスープなど）。

③ 症状がよくならない場合は，119番通報をして，病院を受診しましょう。

> ≫ ミニ知識 ≫
> ■ コーヒーや紅茶は，尿を促進する作用があるため，脱水になりやすい。
> ■ アルコールは，血管を拡張させて熱を奪うため禁止。
> ■ タバコは，血管を収縮させるため，凍傷になりやすい。

3．避難所生活で起こりやすい症状

「動かない」（生活が不活発な）状態が続くことにより，心身の機能が低下して「動けなくなる」ことを生活不活発病といいます。災害時の避難所生活ではどうしても長期にわたって狭いスペースで過ごすことになり，普段の生活に比べると行

Part5 災害発生時（大地震）の対処法

> ≫ **ミニ知識** ≫
>
> ■**生活不活発病**
>
> 廃用症候群（学術用語）が「生活の不活発」を原因として生じることを，当事者自身にわかりやすくするための名称です。

動範囲が制限され，心理的ストレスも大きくなります。すると，運動不足や刺激の少なさから認知機能の低下を招いたり，さらには心肺機能の低下，筋力低下，関節拘縮など二次的，三次的に，心身機能に障害が生じてきます。

　特に高齢者や体の弱い人などは生活上の自立度の低下が起こりやすくなります。

　生活不活発病は予防として，避難所生活においても１日の生活全体を活発にすることが何よりも大事になってきます。

■**予防のポイント**（厚生労働省資料より）

　①毎日の生活のなかで活発に動くようにしましょう（横になっているより，なるべく座りましょう）。

　②動きやすいよう，身の回りを片づけ

- 119 -

ておきましょう。

③歩きにくくなっても，杖などで工夫
　をしましょう（すぐに車いすを使う
　のではなく）。

④避難所でも楽しみや役割をもちまし
　ょう（遠慮せずに，気分転換を兼ね
　て散歩や運動も）。

⑤「安静第一」「無理は禁物」と思いこ
　まないで（病気のときは，どの程度
　動いてよいか相談を）。

Ⅴ 災害時の避難所での 分娩への対処法

　避難所で分娩が始まってしまったら，
家族はどうしたらよいでしょう。

　まずはじめに妊婦さんの心理状態から
考えていきましょう。

1. 妊産婦の心理・社会的側面の 理解と援助・支援

　東日本大震災後「日本助産師会」では，

Part5 災害発生時（大地震）の対処法

災害マニュアル作成のため，妊産婦の災害時の行動・心理面の特徴について実際に調査がなされました。

　その結果，妊産婦の行動および心理面の特徴として，

①不安を感じ2〜3日のうちに避難所へ避難している

　→妊産婦は早いうちに避難所へ避難することで，日本助産師会から派遣されている助産師から受け入れ可能な助産院や病院，育児ケアや妊産婦に対してのアドバイスなどの情報を得ることができる

②長期間避難所を利用する者は少なかった（避難所で生活することができない状況があったため）

　→災害時に開業助産院での妊産婦の受け入れ態勢がどれだけ可能かなどが保健所に登録されている。このシステムにより妊産婦の受け入れ（避難）可能な助産院の情報提供が開始される

③分娩に対して不安が強い

④分娩施設変更の不安がある

などが挙げられています。

　本書では，緊急性の高い③に対しての注意点と災害時のお産を中心にお話しします。

(1) 緊急時の情報手段

■母子健康手帳

　緊急時に必要な情報が詳しく記載されています（記載項目が記入され，その他の感染症の結果の添付や赤ちゃんの状態なども，プライバシーを考慮したうえで記載されています）。いざというときは母子健康手帳がカルテ替わりになるので，自分で記入できるところはできるだけ記入し，肌身離さず持つようにしましょう。

(2) 日常の備蓄用品以外に準備しておきたいもの

　右記の用品を日頃からお出かけバッグ（リュック型）に準備し，防災用品に加えて常備しておくと，災害時にすぐ持ち出すことができるので安心です。

Part 5 災害発生時 (大地震) の対処法

PART 5

□母子健康手帳 □清浄綿 □ナプキン (生理用)
□使い捨てカイロ   □靴 下
□赤ちゃん用紙おむつ数枚
　(破水のときや産後の出血のときのパット替わり
　に使用)
□裁縫セット (糸)   □バスタオル (数枚)
□ウェットティッシュ   □マスク
□懐中電灯 (暗闇でのお産などに使用)
□水 (ペットボトル)   □保温シート
□スリング (抱っこひもの一種)
□頭巾または抱っこひもなどの赤ちゃん避難具
□新生児の洋服   □新生児の靴下
□タオル (数枚)
□生まれてきた赤ちゃんを保温できるものとして
　赤ちゃん用の使い捨てカイロ, サランラップ
　(触れてみて冷たいような場合は手や足などを
　軽く巻くことで保温を保つことができる)

(3) 妊産婦で注意して観察すること

　　お産前は, お腹の張り・痛み, 出血,
胎動に注意して観察しましょう。

　　妊娠中は冷えることによりお腹が張
ったりするので, 使い捨てカイロや靴
下, 毛布などにより保温を確保してく
ださい。

　　お産前に生理より多い出血があった

- 123 -

り，お腹が板状にカチンカチンに硬くなって痛みが強いときは，普通の陣痛ではなく異常の可能性があるので，何らかの手段で病院に行きましょう。病院は日頃から災害に備えて準備活動をしているので，かかりつけの病院への受診をお勧めします。

　特に病院から日頃注意するように言われていることや合併症がなければ，通常どおり10分間隔になってから病院に行っても十分間に合うので，あわてずに行動してください。

　お腹の赤ちゃんの健康状態は，胎動が目安になります。胎動はお産まで必ず感じるので，胎動の間隔や状態にも気をつけて確認してください。半日以上胎動を感じない場合は病院へ行き，赤ちゃんの心音の確認をしてください。赤ちゃんの心音は，腹壁上からも聞こえることがあります。妊娠30週以降は家族に耳をあててもらい確認すると聞こえることもあります。

Part 5 災害発生時（大地震）の対処法

2. 災害現場・避難所内での お産への対処法

(1) 避難所内でお産が始まってしまった 場合

　"助産師"というゼッケンをつけた助産師がいる場合は，声をかけて助産師の指導に従ってください。

　日本助産師会はこれまでの災害の経験から，「助産師が行う災害時支援マニュアル」に沿って災害時のケアを斡旋しています。

　災害が起きた場合は，助産師会より数人の助産師を派遣していますので，安心して声をかけてください。

(2) 助産師がいない場合や自宅で産まなければならない場合

①まず声をかけて人を呼び，助けてもらいながら安全な場所に座ります（立っていると生まれてきた赤ちゃんが墜落してしまうためです）。

- 125 -

②次に，お尻の下にバスタオルを敷き（血液や羊水が出るためです），産婦さんはショーツを脱いで（生まれてくる赤ちゃんが窒息しないためです）体操座りの体位で赤ちゃんを産みます。

③無事に赤ちゃんが産まれて最初にしなければならないことは，赤ちゃんの呼吸状態の確認です。赤ちゃんが泣いているか，手足を動かしているか，皮膚がピンク色かどうかを確認してください。

④泣かないときは，赤ちゃんの足や背中を強くさすって刺激をしましょう。

⑤赤ちゃんの体についている羊水や血液はタオルでよく拭いてください。こうすることが赤ちゃんを泣かせるポイントであり，赤ちゃんが泣くことで，皮膚の色もよりピンク色に変わり，赤ちゃんの呼吸状態がさらによくなります。また，体だけでなく赤ちゃんの髪の毛もしっかり拭いてください。呼吸もしやすいように顔も拭きましょう。

Part 5 災害発生時（大地震）の対処法

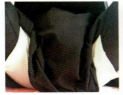
△産む体勢を整える。お尻をついて足を外側に開き、赤ちゃんが出やすいようにする

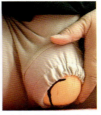
△赤ちゃんの頭が出始める

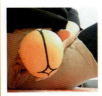
△赤ちゃんの頭が出てくる

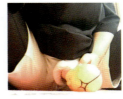
△赤ちゃんの肩が出てくる

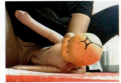
△体が出てきたら手で支える

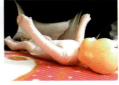
△赤ちゃんが産まれる

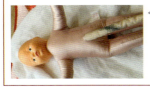
◁赤ちゃんの下にバスタオルを敷く。羊水で濡れているので落とさないように持ち上げてバスタオルを敷く

▲お産の手順と介助法

- 127 -

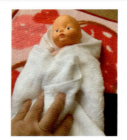

△ 全身をしっかり拭く。羊水・血液はできるだけしっかり拭きとる

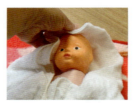

△ シャンプー後をイメージして頭を拭く

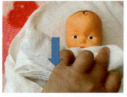

△ 呼吸をしやすいように上から矢印の方向に顔をタオルで拭く

▲ 赤ちゃんの拭き方

Part 5 災害発生時(大地震)の対処法

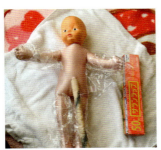
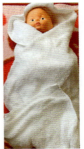

▲サランラップの効果的な利用法
サランラップを適当な大きさに切り手足に巻く

▲乾いたバスタオルで全身を包む

⑥全身を拭き終ったら,赤ちゃんの手足が冷えないようにサランラップを手足に巻いてあげましょう。効果的な保温が保てます。

⑦巻き終ったら乾いたバスタオルや毛布で包みます。赤ちゃんについた羊水や血液は,そのままにしておくと体温を奪うので十分に拭きとってください。いちばん重要なのは赤ちゃんを冷やさないことです。

⑧そして,家族かお母さんが赤ちゃんを抱いてください。

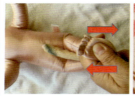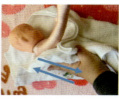

△ 足の裏をこすって　　△ 背中を上下にこすって
　刺激を与える　　　　　刺激を与える

▲ 赤ちゃんが泣かないとき

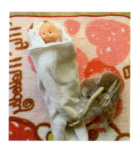

もし胎盤が出てしまった場合は
ビニール袋に入れて持っていく

▲ 胎盤の処置

⑨次に，胎盤が自然に出てくるのを待ちます。通常胎盤は，20〜30分以内に子宮壁から自然に剥がれ出てきます。

Part 5 災害発生時(大地震)の対処法

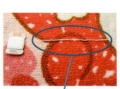
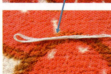
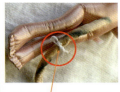
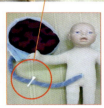

△ 10本程度の糸を束ねて 10～15cmの長さの太い糸を作る

△ 束ねた糸でへその緒の中心をしっかりしばる

▲へその緒の処置

⑩ へその緒(赤ちゃんと胎盤をつないでいるもの)に関しては,清潔に処置をすることが困難であれば手を出さないほうがよいでしょう。

⑪ 出てきた胎盤は,ビニール袋に入れておきます。

⑫ 緊急時なのでへその緒はあえて切らず,裁縫セットの糸で構いませんので,へその緒の半分のところをしっ

かりしばってください。10本程度の糸を束ねて，10〜15cmの1本の太い糸にしてしっかりしばります。そうすることで，赤ちゃんと胎盤の血流を防ぎます。

⑬最後に産後の出血のケアとして，赤ちゃん用の紙オムツをナプキン替わりとして膣にあてます（産後は普通の生理のときより出血が多いです）。また，子宮の収縮をよくして出血を少なくするために，生まれた赤ちゃんにおっぱいを吸わせてください。災害時は母乳が最適です。赤ちゃんには頻回におっぱいを吸わせてください。

(3) 出産後に注意すること

産後の出血で，サラサラと出血が流れて止まらないときは，異常である可能性があるため医師や助産師に連絡をとってください。避難所に待機する行政の職員などに，すぐに連絡をとるようにしましょう。

移動するときは赤ちゃんとお母さん

Part 5 災害発生時 (大地震) の対処法

と一緒が基本となります。スリングと頭巾または抱っこひもなどの新生児避難具を利用して安全に移動するための工夫をしてください。

災害時を踏まえて，日頃から自宅分娩のイメージトレーニングをしておくことは，いざというときにパニックに陥らないためにとても大切です。

＊この本の印税の一部は，救急救命活動
　および地域活動のために使われます。

人を守り，自分を守る
緊急事態対応マニュアル

定価（本体950円＋税）
2019年4月10日 第1版第1刷発行 ©

監修	森脇龍太郎
編集	川岸久太郎
	増茂　誠二
発行者	濵田　耕吉
発行所	株式会社 晴れ書房

　　　　　〒102-0072 東京都千代田区飯田橋 1-7-10
　　　　　電話 03-6256-8895　FAX 03-3222-1577
　　　　　http://www.hareshobo.co.jp

印刷・製本 三報社印刷 株式会社
表紙・本扉デザイン 株式会社 デザインコンビビア
　　　　　　　　　　　　　　　　／沢田　寛子
本文イラスト 加々美　幸

乱丁・落丁本はお取替えいたします。　　　　Printed in Japan
無断転載禁 ISBN978-4-908980-04-6

JCOPY （社）出版者著作権管理機構 委託出版物）

本書の無断複写は著作権法上での例外を除き禁じられています．
複写される場合は，そのつど事前に，（社）出版者著作権管理機
構（電話 03-5244-5088，FAX 03-5244-5089，e-mail：info@
jcopy.or.jp）の許諾を得てください。